AF404864

ÉTUDE

UNE FORME D'ADÉNO-LYMPHITE

PÉRI-UTÉRINE

PAR

Georges MARY,

Docteur en médecine de la Faculté de Paris
Interne provisoire des hôpitaux de Paris,
(Médaille de bronze de l'assistance publique).

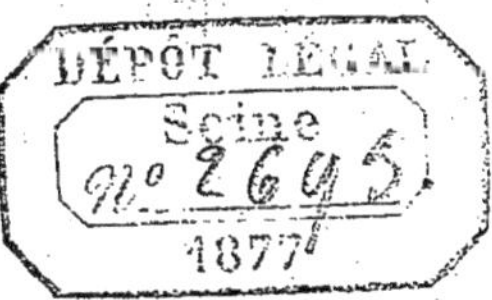

PARIS

LIBRAIRIE J.-B. BAILLIÈRE ET FILS

19, rue Hautefeuille, près du boulevard St-Germain

1877

ETUDE

UNE FORME D'ADÉNO-LYMPHITE PÉRI-UTÉRINE

INTRODUCTION

Pendant une année passée à l'Hôtel-Dieu dans le service du Dʳ Alphonse Guérin, j'ai eu l'occasion d'observer un certain nombre de femmes présentant les symptômes attribués au phlegmon du ligament large, à la pelvi-péritonite, à l'ovarite, et d'autres femmes chez qui l'affection pelvienne, une fois bien analysée, ne pouvait rentrer dans aucun de ces cadres.

Mon savant maître venait de faire une importante découverte sur l'adéno-lymphite péri-utérine, dont la relation a été publiée dans le journal *la France médicale*, 1876, n° 1, et dans la *Gazette hebdomadaire*. Mis sur la voie par un fait suivi d'autopsie, les différentes malades entrées dans son service ont été examinées à ce point de vue, et on se demande comment cette affection dont les autopsies démontrent la netteté a pu passer inaperçue. Cela provient n'en pas douter de la façon dont les autopsies ont été faites, et nous aurons l'occasion de faire voir comment, à un examen superficiel, l'affection peut rester méconnue.

J'ai eu un moment l'intention de substituer à mon texte

ce dernier : « De l'adéno-lymphite péri-utérine *siégeant dans la fosse obturatrice* ». J'en ai été détourné par ce fait que l'affection ne reste pas toujours limitée à cette région, bien qu'elle y domine. M. Alph. Guérin aurait eu alors de l'adéno-lymphite péri-utérine une idée plus étendue que ne l'eût énoncé le texte de ce trop court travail, car l'inflammation lymphatique peut, suivant lui, s'étendre à tous les ganglions péri-utérins. Cependant ce siége de l'adéno-lymphite au voisinage du pubis et les signes de cette maladie ont pour M. Alph. Guérin une importance telle, qu'il se demande si, dans l'immense majorité des cas d'inflammation péri-utérine, considérés comme des faits de phlegmon du ligament large, il y a autre chose qu'une adéno-lymphite prépubienne. Du reste, comme c'est surtout cette forme limitée à la région obturatrice qu'il m'a été donné d'observer, c'est également celle que je me borne à décrire.

Dans l'inflammation lymphatique péri-utérine envisagée dans une vue d'ensemble, il peut y avoir des doutes sur le point d'élection de la lymphangite, l'étendue des lésions anatomiques, et surtout si la nécropsie manque, il peut rester une suspicion, à savoir dans quelle proportion les ligaments larges participaient à l'inflammation. Quant à la forme ci-dessus limitée à la région obturatrice et post-pubienne, ses symptômes sont d'ordre essentiellement physique,

C'est surtout à l'étude de l'étiologie et de la symptomatologie de l'affection que je me suis attaché.

Que le savant chirurgien de l'Hôtel-Dieu, M. Alphonse Guérin, à qui je dois la meilleure partie de mon éducation médicale reçoive l'expression de ma gratitude.

CONSIDÉRATIONS ANATOMIQUES SUR LES GANGLIONS PÉRI-UTÉRINS.

Les vaisseaux absorbants de la matrice furent d'abord vus par Méry, et ensuite par Morgagni et Winslow.

Depuis le livre de Gruikshank, et la planche remarquable de son traité qui fait voir les lymphatiques converger soit de l'utérus, soit du vagin vers le trou obturateur, où il place de 2 à 3 gros ganglions lymphatiques, les auteurs ont peu ajouté à la description des ganglions auxquels se rendent les lymphatiques utérins.

Mascagni admettait qu'ils se réunissaient en troncs plus volumineux, traversaient les ligaments larges pour gagner les ganglions pelviens, hypogastriques, sacrés, lombaires et *même les ganglions de l'aîne sous le ligament de Poupart*. Ce fait de la communication possible des ganglions péri-utérins avec les ganglions de l'aîne demande des données plus précises; or nous verrons que l'induration que l'on perçoit à l'aîne par la palpation dans certains faits d'adéno-lymphite péri-utérine est tellement superficielle qu'il semblerait qu'il y a tout au moins empâtement des ganglions inguinaux internes.

Cruveilhier en 1832, (anatomie pathologique de Cruveilhier, livraison 13) à l'aide de pièces anatomiques de femmes mortes dans l'état puerpéral, fit une description demeurée classique des ganglions péri-utérins. La planche II représente l'utérus d'une femme morte de typhus puerpéral, renversé d'arrière en avant et de haut en bas. « La partie latérale droite de la face postérieure de l'utérus présente un très-grand nombre de vaisseaux lymphatiques pleins de pus, les ampoules forment de véritables foyers purulents. Tous les vaisseaux lymphatiques ne gagnent pas les ganglions lombaires, mais ils se divisent en plusieurs séries, les uns se portent de bas en haut, les autres se dirigent du côté des ganglions sacrés et des ganglions pelviens antérieurs. *Je dois signaler ici un ganglion constant qui occupe l'orifice interne de la gouttière sous-pubienne, et que j'ai souvent rencontré plein de pus, apporté par un certain nombre de vaisseaux lymphatiques.* »

Nous faisons jouer un grand rôle à ce ganglion constant dans la production de la forme d'adéno-lymphite que nous allons décrire. Qu'il soit unique, ou qu'il en existe plusieurs, comme tendent à le faire admettre les recherches contemporaines, nous devons constater que Cruveilhier avait déjà entrevu la possibilité de le voir siége de suppuration.

Cruveilhier cite une autre observation (livraison 13, page 14), dans laquelle plusieurs des vaisseaux lymphatiques aboutissaient aux ganglions qui environnent le trou sous-pubien.

En 1870, paraît la thèse de M. Championnière. Cet auteur décrit des ganglions dans l'épaisseur du ligament large qui n'ont pas été revus par d'autres observateurs et ne sont pas admis. Il est probable en effet, que dans ces ligaments, il existe des troncs lymphatiques et la présence de ganglions n'est pas nécessaire pour faire admettre l'existence de l'inflammation lymphatique de ces ligaments qui est hors de doute. Dans une inflammation lymphatique du bras, les abcès lymphatiques formant tumeur ne siégent pas seulement au niveau des ganglions épitrochléens ou axillaires, mais l'inflammation péritronculaire fournit également de véritables collections purulentes. Ainsi, sans ganglions, les ligaments larges peuvent être atteints de phlegmons lymphatiques par le seul fait de la stase de la lymphe dans les vaisseaux absorbants enflammés, et leur dilatation et rupture par le pus.

Mais M. Lucas Championnière a insisté avec raison sur la direction des lymphatiques du col qui s'unissent en vaisseaux plus volumineux à l'union du corps et du col, et sur la présence à peu près constante d'un ganglion situé sur le côté et en arrière du col.

C'est surtout l'origine des lymphatiques utérins qui semble entrer dans une voie de clarté et de précision avec les études histologiques de Pierre Fridolin de St.-Pétersbourg et de Gerhard Léopold de Leipsik.

Lymphatiques du vagin. — Suivant M. Sappey, les absorbants lymphatiques de l'extrémité antérieure du vagin se portent en avant pour se terminer dans les ganglions de l'aîne. Ceux qui naissent des 2[3 postérieurs se portent en arrière, pour se rendre dans les ganglions iliaques internes et obturateurs. Ainsi les lymphatiques de la plus grande partie du vagin suivent la même direction que ceux du col utérin.

HISTORIQUE DE LA QUESTION.

: Dans l'historique de l'adéno-lymphite, nous avons à distinguer deux phases des plus nettes : l'une dans laquelle, des médecins de la plus grande valeur apportent les matériaux anatomiques qui devaient plus tard servir à démontrer que la fièvre puerpérale, en tant qu'entité morbide n'existe pas et que les divers phénomènes observés chez des femmes en couches sont simplement la manifestation des lésions plus ou moins étendues, siégeant dans les organes du petit bassin. Duplay père, Nonat, Cruveilhier font partie de cette première période dans laquelle la lymphangite n'est étudiée que comme suite de couches,

Dans la *deuxième période* de date toute récente, l'adéno-lymphite apparaît à la suite de toute les affections de l'utérus, ou de la partie supérieure du vagin qui peuvent servir de voie d'irritation pour les lymphatiques utérins.

La pathogénie de l'adéno-lymphite ne diffère en rien de la manière générale dont Chassaignac envisageait l'inflammation des lymphatiques. Il y a une lymphangite réticulaire du côté de l'utérus ou du vagin qui peut passer inaperçue, à celle-ci fait suite une lymphangite trajective qui conduit jusqu'aux ganglions pelviens.

1° *Phase puerpérale.* — Velpeau semble avoir le premier publié une observation d'angioleucite puerpérale (*Arch. de méd.*,1824). On trouve mentionnées dans l'observation II de son mémoire les lésions suivantes : « Les ganglions de l'aîne et du bassin étaient doublés, triplés de volume, d'un rouge jaunâtre, un assez grand nombre de vaisseaux lymphatiques étaient pleins dc pus. »

En 1832, la thèse de Nonat sur la métro-péritonite compliquée de l'inflammation des vaisseaux lymphatiques de l'utérus, contient une étude faite avec soin de l'angioleucite utérine. L'auteur a suivi les vaisseaux lymphatiques remplis de pus jusqu'aux ganglions lombaires.

C'est alors que parut l'Atlas d'anatomie pathologique de Cruveilhier dont les planches lui ont servi à faire une description magistrale de la lymphangite utérine, nous avons dit dans les considérations anatomiques qui précèdent, comment il suit la présence du pus dans les vaisseaux lymphatiques jusqu'aux ganglions du trou obturateur, qu'il trouve convertis en collections purulentes.

On trouve des documents d'une haute importance dans le mémoire de Duplay (*Arch. de méd.*, 2ᵐᵉ série 1836).

Dans la septième observation, il a rencontré des ganglions infiltrés de pus jusque dans l'aîne.

On sait le rôle considérable qu'Aran fit jouer aux annexes de l'utérus. Béhier fit remarquer que chez le plus grand nombre de femmes mortes après l'accouchement, c'est au niveau des annexes et des angles utérins que l'on trouve les lésions du péritoine, des veines et des lymphatiques. Cet éminent professeur de clinique, dont j'ai eu l'honneur d'être l'externe, pensait qu'ici la phlébite occupait la première place.

En 1868, Thierry étudia une épidémie puerpérale à l'hôpital St-Louis. Dans ses autopsies, la phlébite occupe le premier plan, les lésions de la lymphangite sont peu étudiées. Ainsi dans ces quelques années, la phlébite gagnait du terrain, la lymphangite en perdait.

En 1870, à l'encontre de ces tendances, M. Lucas Championnière fit des recherches intéressantes à plusieurs titres sur les lymphatiques de l'utérus ; mais comme dans sa thèse, il n'apporte à l'appui de l'inflammation lymphatique des lésions puerpérales, il n'entraîne pas la conviction des médecins. Cet auteur continue ses investigations et nous verrons qu'en 1875, il entrevoit clairement la possibilité de la lymphangite en dehors de l'état puerpéral.

M. le Dr Siredey, dans les *Annales de gynécologie* 1875, publie sous ce titre : « La fièvre puerpérale n'existe pas », un mémoire très-remarqué. Il donne des symptômes différentiels entre la phlébite et la lymphangite. Mais ses observations ne portent que sur de nouvelles accouchées. La lymphangite qu'il décrit diffère essentiellement de celle qu'il nous a été donné d'observer, et dont la cause est une irritation purement locale. La marche en est très-rapide,

la température atteint d'emblée un chiffre de 40 à 41°. La
mort arrive généralement huit à dix jours après l'accouchement

Jacques Fioupe (thèse de Paris 1876) s'attache surtout
à préciser le diagnostic différentiel de la lymphangite et
de la phlébite puerpérale. Son excellent travail est le guide
le plus sûr pour porter ce diagnostic sur le vivant, si toutefois ce diagnostic est encore possible, les deux lésions se
trouvant souvent combinées l'une avec l'autre.

2° Phase en dehors de la puerpéralité. — Nous avons déjà
dit, que M. le Dr Championnière avait étendu ses vues
sur la lymphangite utérine. Elles sont exposées dans son
mémoire publié dans les Archives de tocologie, 1875.

L'auteur y consacre la deuxième partie à l'étude de la
lymphangite utérine bénigne. Je préférerais le mot de lymphangite *commune*, car elle est incontestablement la plus
fréquente en dehors des épidémies et des maternités, et
cette lymphangite *bénigne* amène très-bien la mort par
suppuration, septicémie et d'autres complications.

Au point de vue symptomatique, il rapporte à cette
forme les accidents désignés sous le nom de fausse péritonite.

L'auteur passe ensuite à l'étude de la lymphangite en dehors de l'état puerpéral. Il n'a pu observer la purulence des
lymphatiques dans l'état de vacuité. Cette lymphangite
aurait pour point de départ des lésions utérines accessibles,
et il ne serait point rare de la provoquer par des cautérisations au nitrate d'argent.

Avec M. Alphonse Guérin, l'adéno-lymphite entre dans
une nouvelle phase. Mon vénéré maître ne l'admet pas
seulement dans la puerpéralité, mais encore en dehors.

Pour lui toute cause d'irritation des vaisseaux absorbants, soit déchirure du col pendant l'accouchement, soit
ulcération du col, piqûres de sangsues, plaie de la partie
supérieure du vagin, blennorrhagie vaginale, utérine,
sont autant de points de départ de l'inflammation des
ganglions péri-utérins.

Ses élèves savent que depuis longtemps des doutes
s'étaient élevés dans son esprit, et que ne pouvant expliquer toutes les particularités qu'offraient, dans leurs symptômes, les phlegmons des ligaments larges, tels qu'on les
décrivait classiquement, il hésitait à faire des leçons clini-
ques sur cette affection, et à traiter cette maladie *ex-pro-
fesso*.

Les particularités suivantes demeuraient pour lui inex-
pliquées : comment se faisait-il que les phlegmons du ligament large venaient s'ouvrir au niveau de la paroi abdominale antérieure, puisqu'ils se trouvaient entre deux
feuillets séreux, et qu'il n'en résultait presque jamais de
péritonite : comment ces tumeurs semblaient quelquefois
siéger pour ainsi dire dans la paroi, tant elles faisaient
corps avec elle : comment, enfin, cette masse était si adhérente au pubis. Tout autant de faits qui s'expliquent si
facilement aujourd'hui par l'inflammation des ganglions
situés du côté du trou obturateur. Ces ganglions augmen-
tent de volume et faisant participer le tissu-cellulaire à
leur inflammation, refoulent dans la cavité pelvienne le
péritoine, et peuvent ainsi, dans le tissu cellulaire sous-
péritonéal, former un plastron plus ou moins étendu et du
côté des plans de la paroi abdominale, et sur les côtés de
l'utérus et du vagin.

C'est par ces réflexions que son esprit avait déjà passé,
lorsqu'il eut à la fin de l'année 1875, l'occasion de faire

une autopsie d'une femme morte d'un prétendu phlegmon du ligament large. Or, après avoir reconnu chez cette femme les symptômes attribués au phlegmon du ligament large, il trouve à l'autopsie, ce ligament absolument indemne, et simplement un ganglion inflammé situé sur les parties latérales du vagin près du pubis (Voir la *France médicale*, 1876, n° 1).

Cet enseignement ne devait pas être perdu et au mois de janvier 1876, M. Alph. Guérin, après avoir observé deux nouvelles malades (observations relatées dans la *Gazette hebdomadaire*), faisait à l'Hôtel-Dieu, une clinique pour préciser davantage la façon dont il entendait l'affection à laquelle il donnait le nom d'*adéno-lymphite*.

Ce mot devait faire fortune, et quelque temps après, il était repris sous la forme de *lymphadénite*, par M. Auger, dans son travail inaugural. Mais dans cette étude, M. Auger, loin de profiter de l'enseignement de M. Alph. Guérin, qui lui fournissait une autopsie, où l'adéno-lymphite était toute la lésion locale, revient vite à n'envisager que la lymphangite, manifestation puerpérale (Dr Auger. *De la lymphadénite péri-utérine, phlegmon des ligaments larges, historique et pathogénie. Thèses de Paris*, 1876). Il fournit des observations prises dans le service de M. Siredey, où l'on trouve à l'autopsie des lymphatiques utérins remplis de pus sur chacune des faces de l'utérus, et surtout aux angles de la matrice.

Pour nous, comme nous l'avons déjà dit, en commençant ce travail, c'est surtout l'adéno-lymphite siégeant du côté du trou obturateur, sous quelque nom qu'on la désigne, *bubon intra-pelvien, bubon obturateur* (Mary), que nous avons eu surtout en vue, l'étude clinique en restait tout entière à faire.

Étiologie.

Sous le rapport de l'étiologie, la lymphangite utérine des auteurs est différente de l'adéno-lymphite péri-utérine commune que nous décrivons. Dans l'adéno-lymphite péri-utérine, la contagion et l'épidémicité n'entrent pour rien; une cause locale existe qu'on peut toujours rencontrer.

L'adéno-lymphite péri-utérine survient fréquemment après l'accouchement, elle apparaît dans des circonstances diverses en dehors de la puerpéralité.

1° *Adéno-lymphite puerpérale.* — On la rencontre après l'avortement, surtout celui des deux premières mois de la grossesse, et après l'accouchement à terme. Il semble qu'après l'accouchement, le système absorbant utérin qui s'est développé considérablement pendant la grossesse, doit jouer un grand rôle et que l'absorption de liquides délétères en contact avec des déchirures du parenchyme, pus, sérosité, soit singulièrement facilitée.

Les causes *prédisposantes* sont tirées : du tempérament, c'est surtout le tempérament strumeux qui prédispose à l'engorgement ganglionnaire : des manœuvres pendant l'accouchement, des soins consécutifs, de l'époque à laquelle l'accouchée s'est levée, de l'état de la température atmosphérique.

Les femmes qui en sont atteintes de préférence sont celles dont le travail a été laborieux. Dans beaucoup de cas, l'affection est due à ce que la femme est obligée de se lever trop tôt après l'accouchement. Le froid agit comme cause adjuvante, ainsi que le coït.

Causes efficientes. Déchirure des orifices utérins. — Pendant le travail, l'orifice de la matrice est souvent lacéré dans un ou plusieurs points de sa circonférence. Lorsque cette déchirure ne se guérit pas par première intention, elle devient une surface d'absorption et le point de départ de l'inflammation lymphatique.

L'époque à laquelle l'adéno-lymphite se montre après l'accouchement varie de quelques jours à deux mois en moyenne. Il y a des limites extrêmes dans l'observation VII, la date est très-rapprochée, elle s'est déclarée le lendemain. Dans l'observation X, où l'accouchement avait été laborieux, nous l'avons notée le septième mois. D'une manière générale, dans les avortements, l'arrivée en est plus soudaine et plus rapide. Dans l'observation XI, le début a lieu quatre jours après la fausse couche. Cela provient de ce que les femmes faisant une fausse couche dans les premières semaines de la grossesse n'y prennent aucune attention, et que souvent même la fausse couche passe imperçue.

2º *Adéno-lymphite en dehors de l'accouchement.*

1º *De la blennorrhagie.* — Les auteurs ont très-peu parlé des complications inflammatoires que la blennorrhagie vaginale pouvait amener du côté des ganglions chez la femme.

M. Fournier a rapporté des cas où des femmes se plaignaient de douleurs dans l'aine, où il y avait empâtement dans les culs-de-sac, et chez lesquelles un retentissement semblaient s'être fait du côté des ganglions obturateurs.

M. A. Guérin n'hésite pas à reconnaître l'influence de cette cause, et l'observation I, en est un exemple.

Obs. I.—(Hôtel-Dieu, salle Saint-Maurice, lit n° 32. Service de M. Alph. Guérin). — Blennorrhagie. Adéno-lymphite gauche. Application de plusieurs vésicatoires, résolution.

La nommée Lemière, âgée de 25 ans, couturière, est entrée le 13 juin 1876, salle Saint-Maurice, lit no 32.

Réglée à 16 ans, sans douleurs. Elle a eu presque toujours des pertes blanches. Au mois de février 1875, elle devint enceinte. Pendant sa grossesse, elle perdit du sang de temps en temps jusqu'à sept mois. Elle est accouchée le 11 novembre 1875 d'une fille qui est vivante. Le travail dura dix heures.

Vers le 4 ou 5 janvier, elle eut des rapports sexuels avec son ancien amant, et contracta une chaude pisse caractérisée par de la douleur en urinant. Huit jours après, elle est venue à l'hospice, elle a un écoulement vaginal abondant, jaunâtre, tachant la chemise. — En promenant le doigt d'arrière en avant le long du canal, on fait sourdre une goutte de pus. Elle sait du reste que son amant avait un écoulement, et elle a contracté la vaginite dix ou douze jours avant d'entrer à l'hôpital.

A son entrée. — Elle souffre pour uriner, les urines sont rouges, sanguinolentes.

Examen au speculum. — Le vagin est rouge, contenant du pus bleuâtre. Un crayon de nitrate d'argent a été promené dans le canal de l'urèthre par M. Guérin. On laisse dans le vagin, un tampon rempli d'alun.

Cinq jours plus tard. — Une amélioration s'est produite quant à l'écoulement, mais douleurs vives dans le bas-ventre. Prescription. Un bain prolongé.

Le 24 janvier. — La douleur est plus vive dans le bas-ventre, surtout à la pression et du côté gauche au toucher, un peu d'empâtement dans le cul-de-sac latéral gauche; les vaisseaux lymphatiques sont probablement atteints.

Le 25. On rencontre au toucher une tumeur du côté gauche, le cul-de-sac n'est pas complètement effacé. Cette tumeur a une direction vers le canal crural gauche, diagnostic, adéno-lymphite. Cette tumeur est bien éloignée du pubis, mais à une de ses extrémités, elle s'en rapproche. Elle va obliquement de l'utérus vers le canal crural. Et on comprend mieux la formation d'un lymphangiste que celle d'un phlegmon du ligament large qui ne survient guère qu'après un accouchement. Traitement. Vésicatoire.

Le 26. La veille, le vésicatoire a été appliqué sur la région ilio-inguinale gauche. Aujourd'hui, au toucher, il y a dissociation des éléments de la tumeur qui se présentent longitudinalement et sont manifestes.

Le 28. La tumeur est toujours oblique de haut en bas et de dedans en

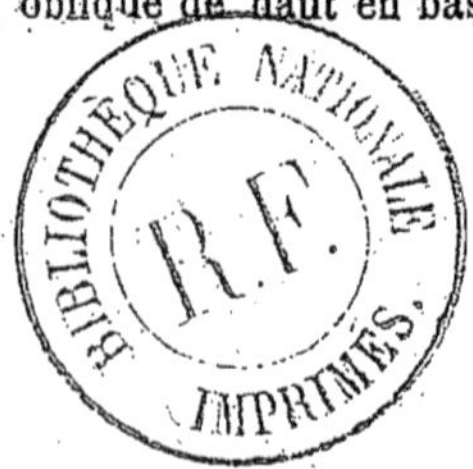

dehors, elle repousse du côté opposé le col de l'utérus. Un peu de cystite albumineuse.

Le 1ᵉʳ février. — Nouveau vésicatoire sur l'abdomen.

Le 2. La malade n'a pas dormi la nuit dernière, elle a de petits frissons le soir; temp. 36° le mat., 38°,6 le soir.

Le 3. Temp. 37,6, pouls 84; les douleurs du ventre ont diminué.

Le 4. Pouls 92, temp. 38°,2, la malade prend un purgatif.

Le 7. Douleurs moindres dans le bas-ventre, l'écoulement vaginal a considérablement diminué.

Le 8. Le rectum est plein de matières. La tumeur que l'on trouve au toucher vaginal n'a pas la direction du ligament large, il y a une largeur plus considérable du cul-de-sac gauche du vagin, c'est la tumeur qui paraît attirer le vagin, et donne lieu à une dilatation de ce conduit dans ce point. Prescription, 45 grammes de sel de Sedlitz. Cataplasmes.

Le 15. Par le toucher vaginal, on sent la tumeur descendre jusqu'à l'anneau crural, 3ᵉ vésicatoire sur la fosse iliaque gauche.

Le 17. On ausculte la malade qui se plaint d'un peu de dyspnée, on ne trouve rien du côté du poumon. Du côté du vagin, en pressant sur le canal de l'urèthre, on ne détermine plus du suintement purulent,—mais la muqueuse vaginale est encore recouverte par places d'un mucus purulent.

Le 23. Le cul-de-sac du côté malade n'est pas effacé, ce qui aurait lieu dans un phlegmon du ligament large, et on suit toujours le prolongement de la tumeur qui se dirige vers le canal crural gauche. A ce point, douleur à la pression. Les règles n'ont pas reparu.

Le 27. La tumeur a diminué et l'induration est plus profonde; 4ᵉ vésicatoire.

Le 26 mars. Au spéculum, on voit que la blennorrhagie se continue. Les caroncules sont végétantes et végétations au-dessous du canal de l'urèthre. Au toucher, on trouve que l'adéno-lymphite a en partie disparu, et il faut savoir qu'elle a existé, pour retrouver à un point un petit noyau induré.

Le 24 avril. Il n'y a plus trace d'adéno-lymphite, mais la blennorrhagie n'a pas cessé. On a introduit à plusieurs reprises, un crayon de nitrate d'argent dans le canal de l'urèthre. Injections avec une solution de nitrate d'argent dans l'urèthre.

Le 10 mai. La malade non encore guérie de sa blennorrhagie demande à sortir de l'hôpital.

CHANCRE DU COL DE L'UTÉRUS.

Un chancre du col de l'utérus peut devenir le point de départ de l'inflammation ganglionnaire.

L'observation XVI, relatée par M. Bernutz dans sa clinique médicale sur les maladies des femmes en est un exemple.

Application de sangsues sur le col. — Il y a déjà plusieurs années que M. Alph. Guérin a observé l'adénite iliaque à la suite de l'application de sangsues sur le col, dans le cas de métrite (Voir *Annales de gynécologie*, 1874).

Cet accident se produit surtout quand les piqûres ont porté sur les parois vaginales. Sur le col, en effet, elles guérissent très-rapidement, mais par le vagin la cicatrisation est lente, et elles deviennent plus facilement le point de départ de la lymphangite. Ce fait explique les observations dans lesquelles la douleur utérine a paru s'exaspérer à la suite d'une application de sangsues.

Métrite aiguë. — L'adénite dûe à l'application de sangsues demeure toujours bénigne et ne saurait acquérir de gravité. Celle déterminée par la métrite aiguë peut suivre toutes les périodes de l'inflammation. Ainsi agissent les *ulcérations du col*, les granulations végétantes.

Les cautérisations au nitrate d'argent sur le col, lorsqu'on laisse en place le caustique pendant un certain temps, pourraient, dans des cas exceptionnels, amener l'engorgement de ganglions obturateurs, cependant nous n'avons pas observé que la cautérisation au fer rouge produisît les mêmes accidents.

Les professions jouent un certain rôle. En 1866, à la Société Médicale des hôpitaux, M. Guibout a appelé l'attention sur les désordres utérins, produits chez les ouvrières qui travaillent à la machine à coudre, et rapportés aux mouvements nécessités par la mise en œuvre de la machine.

Mary.

Les lésions des organes consistent dans des exulcérations, ulcérations du col et de la métrite.

Nul doute que l'attention, une fois appelée sur ces faits, on ne trouve souvent tout au moins l'engorgement et même l'inflammation phlegmoneuse des ganglions péri-utérins, qui seuls peuvent expliquer et la gêne de la marche, et les douleurs hypogastriques, lorsque l'examen au spéculum est négatif.

Je rapporte une observation prise dans le service de M. le Dr d'Heilly, à l'hôpital Temporaire, alors que j'avais l'honneur d'être son interne provisoire.

Cette malade a été suivie d'abord par mon ami, M. Boraud, interne du service avant le 1er janvier.

OBS. II. — (Hôpital temporaire, salle Saint-Nicolas), ouvrière employée à la machine à coudre. Col déchiqueté. Adéno-lymphite, péri-utérine droite. Dépression du cul-de-sac droit. Résolution (personnelle).

Le 29 décembre 1876, est entrée une nommée Adivet, âgée de 25 ans, chapelière, salle Saint-Nicolas, lit n° 7.

Elle a été réglée à 14 ans. Elle a un enfant de 24 ans qui vit. Elle n'a jamais eu de fausse couche. Elle travaillait *à la machine à coudre dans la chapellerie*, toute la journée depuis un an. Elle avait commencé ce métier bien portante, et elle me raconte que depuis sept ou huit mois, elle devient pâle, elle maigrit, qu'elle a des crampes d'estomac et de la dyspepsie. Il y a quelques mois, elle a été même obligée d'interrompre pendant quinze jours son métier. L'amélioration que lui avait donnée ce repos, ne s'est pas continuée, lorsqu'elle a recommencé ces alternatives de soulèvement du siége, et abaissement ou élévation alternative de l'une ou l'autre cuisse.

Elle entre à l'hôpital, pour des maux de reins et des douleurs de ventre. Elle est assez régulièrement réglée. Elle se plaint d'une douleur très-vive dans l'aine droite. Cette douleur inguinale est exaspérée par la pression.

Toucher vaginal. Le col de l'utérus est dur, allongé, fendu transversalement. Dans le cul-de-sac latéral droit, il existe une induration profonde, douloureuse, s'étendant jusqu'à 2 centimètres au-dessous de l'insertion du vagin. Le cul-de-sac est moins profond, plus large. Une main appliquée à plat, au-dessous du ligament de Fallope droit, refoulant les tissus vers le trou obturateur, rencontre une masse saillante, consistante, et le doigt introduit dans le vagin reconnaît un gros ganglion se dirigeant vers le canal crural. A gauche, le cul-de-sac est souple (prescription, un bain tous les jours, repos au lit).

Le 4 janvier, examen au spéculum, pratiqué par M. le Dr d'Heilly. Pourtour de l'orifice du col érodé. Le col présente sur la lèvre antérieure deux solutions de continuité qui lui font paraître déchiquetée. Cautérisation au crayon de nitrate d'argent. Tampon de ouate imbibé de glycérolé de tannin, laissé à demeure.

Le 16. La douleur a diminué, l'exploration du ventre ne détermine qu'une très-légère sensibilité douloureuse. Le ventre est souple, la malade a de la leucorrhée. Au toucher, le ganglion qui du trou obstructeur, suivant une direction longitudinale, déprimait le cul-de-sac droit, est encore senti. Il a le volume d'une petite noix qui aurait été aplatie, et double encore le sommet du cul-de-sac.

Le 18. Au spéculum. La lèvre antérieure que l'on avait trouvée très-déchiquetée ne l'est plus autant, il n'y a plus qu'une seule dentelure, la malade demande à sortir de l'hôpital.

Lésions anatomiques.

Pourquoi les lésions anatomiques, ont-elles jusqu'ici, passé inaperçues? C'est à cause de la manière de procéder à l'autopsie.

On ouvre la cavité péritonéale, on examine les ovaires, les autres annexes de l'utérus; le péritoine peut être un peu rouge, adhérent par place; ne trouvant pas de tumeur dans le petit bassin, on est tenté d'affirmer qu'il n'y a pas de lésion. C'est, en effet, une minutieuse attention dans le mode de pratiquer la nécropsie qui, seule, doit aller faire chercher dans la région pubio-latérale des collections purulentes sur lesquelles les explorations vaginales pendant la vie ont attiré l'attention, et alors en décollant le péritoine pariétal, on y rencontrera la collection occupant la région obturatrice interne.

En examinant le petit bassin, sans toucher le péritoine pariétal, on découvrira dans la region obturatrice une tuméfaction parfois plus ou moins vague, ailleurs proéminente.

On décolle alors le péritoine en partant de l'arcade crurale de haut en bas, et se dirigeant vers la fosse iliaque. En avant et immédiatement sur les parois latérales de la vessie, on met à nu une région limitée en avant par le muscle obturateur interne, en dedans par la vessie, en arrière par le péritoine. En introduisant un doigt dans le vagin du sujet, le doigt arrive immédiatement sur cette région qui est donc facilement explorable.

Les lésions anatomiques doivent varier suivant le degré et la période à laquelle est arrivée l'affection.

Dans le premier cas de M. Alph. Guérin, il s'agit d'une jeune fille, qui à la suite d'une fausse couche, eut les symptômes attribués à un phlegmon du ligament large droit.

A l'autopsie, on ne constata rien dans les ligaments larges, mais on trouva au-dessous du péritoine qui tapisse la fosse obturatrice, derrière le pubis, une masse épaisse, indurée, qui avait été le siége d'une inflammation et du volume d'une mandarine. Une large incision permit d'y reconnaître un corps rougeâtre qui avait le volume d'un haricot, et qui ressemblait à une partie d'un ganglion. Ce ne fut que plus tard, une heure après, que cet auteur chercha à interprêter ce qu'il venait de voir et reconnut que cette tumeur ne pouvait être qu'un énorme ganglion enflammé. Il s'expliqua ainsi facilement la migration du pus, derrière la paroi abdominale par exemple. On constata sur l'utérus une petite déchirure du col.

Nous avons à étudier, le progrès de l'inflammation dans les ganglions, le tissu cellulaire, le péritoine et les organes voisins.

Le volume de la masse constituant la tumeur est plus

considérable qu'on le jugerait de prime abord. Nous avons
vu que dans la première observation de M. Alph. Guérin,
elle avait le volume d'une mandarine, dans la deuxième,
observation III, la collection purulente avait le volume
d'un gros œuf de poule.

Il est parfois difficile, dans la masse indurée que l'on
rencontre, de reconnaître le tissu ganglionnaire avec ses
caractères, alors que l'inflammation l'a totalement modifié.

Ailleurs, il ne saurait y avoir la moindre hésitation. A
côté d'un gros ganglion suppuré, constituant à lui seul
presque toute la masse de la tumeur, il existe d'autres
ganglions que leur coloration rosée, leur consistance par-
ticulière, ne peuvent faire méconnaître. Les ganglions sont
en nombre variable ; tantôt, il n'existe qu'un ganglion unique : ailleurs un gros ganglion et trois à quatre autres
reliés au précédent et entre eux par des trainées lymphatiques.

Le siége occupé par ces ganglions n'est pas toujours nettement délimité. Dans quelques cas, surtout lorsque l'affection ne s'accompagne pas de suppuration du tissu
cellulaire péri-ganglionnaire, la fosse obturatrice n'est pas
dépassée, et l'espace occupé a une forme ovalaire, comme
le trou obturateur lui-même. Mais lorsque le tissu cellulaire est affecté à son tour, les lésions occupent un plus
grand espace, à cause du siége extra-péritonéal, et du
décollement facile du péritoine.

Ainsi, il peut exister comme dans le cas de la femme
Cobigo, en dehors du péritoine, une vaste suppuration
dont la paroi interne contourne la vessie, le vagin, le rectum, dont la paroi externe longe le muscle obturateur
interne, la face interne de l'ischion, le muscle pyramidal,

le sacrum. La suppuration peut aller jusqu'en arrière du rectum

La marche des transformations inflammatoires subies par les ganglions peut être suivie successivement de ceux qui n'ont encore qu'une simple augmentation de volume, jusqu'à ceux qui sont convertis en une véritable coque purulente. De même que dans toutes les autres adénites, le premier degré de l'inflammation est l'*infiltration*, le deuxième, le *ramollissement*, le troisième, la *suppuration* qui manque souvent, nous avons pu estimer au 7ᵢ10 des cas ceux qui s'accompagnent de résolution ; les 3ᵢ10 donc passent à la suppuration.

Le tissu de ces ganglions est friable, se déchire sous le doigt ; au microscope on le trouve infiltré de nombreux globules blancs.

La direction de ces ganglions a lieu vers le canal crural.

Le tissu cellulaire présente des altérations du plus grand intérêt. Tout au pourtour du ganglion, il est induré, lardacé et se confond avec la substance ganglionnaire ; puis en détachant plus profondément le péritoine, si l'on vient à toucher ce tissu cellulaire avec la pulpe des doigts, on sent qu'il a perdu toute sa mollesse, toute sa moiteur, qu'il n'est plus doué de laxité. Les aréoles celluleuses persistent, mais dans l'intervalle, les pelotons adipeux ont disparu. Ce tissu cellulaire est profondément modifié, il ne glisse plus sous le doigt. Ces caractères sont encore plus nets, si après avoir décollé le péritoine de l'autre fosse iliaque qui est saine, on compare la laxité des deux tissus. Cette transformation du tissu cellulaire sous-péritonéal s'étend très-loin.

Outre ces ganglions de la fosse obturatrice, en haut sur le psoas, on trouve plusieurs ganglions lymphatiques volumineux, dont les uns sont infiltrés de pus et les autres très durs.

La séreuse péritonéale est épaissie et adhère intimément à la tumeur. Il s'est formé de la péritonite adhésive, par laquelle le péritoine se défend contre la perforation. L'extrémité inférieure du grand épiploon étendu à la manière d'un tablier sur les viscères intestinaux, peut contracter des adhérences avec le péritoine pariétal, au niveau de ces points enflammés. Nous l'avons vu adhérer fortement sur une longueur de trois centimètres au-dessus de de l'arcade crurale gauche.

Les lésions de l'utérus sont variables. On peut trouver depuis une simple déchirure du col, jusqu'à une augmentation considérable du volume de l'utérus. Ce que nous avons à étudier dans l'utérus, ce sont ses rapports avec l'adéno-lymphite. La tumeur est le plus souvent unilatérale, et ne remonte pas sur la face antérieure de l'utérus.

Quant au point précis où elle rencontre l'utérus sur ses bords latéraux, c'est à l'union du col et du corps. A cause de leur déclivité et surtout à cause de leur situation même, les ganglions ont assez de tendance à faire saillie dans le cul-de-sac postérieur, et à la face postérieure de la matrice. Mais si l'adénite s'est développée du côté droit par exemple, elle dépasse peu la ligne médiane de l'utérus, et ne s'étend jamais jusque dans le cul-de-sac gauche. Ainsi, on se rendra compte de la mobilité persistante de l'utérus.

Considérée dans son rapport avec le conduit vaginal, l'adéno-lymphite est située immédiatement au-dessus des culs-de-sac latéraux, où le toucher vaginal la décèle. Et on comprend que l'ouverture dans le vagin doive être plus fréquente.

La tumeur est assez éloignée du rectum, surtout lors

qu'elle est peu volumineuse et qu'elle ne se continue pas au-dessous de la face postérieure de l'utérus, pour que l'exploration rectale rende peut-être ici moins de service que dans les autres affections de l'utérus.

Cependant la tumeur peut fuser et aller contourner le rectum dans lequel le pus peut se créer une voie.

La proximité de la vessie et le décollement de la séreuse péritonéale, doit prédisposer les adéno-lymphites suppurées à s'ouvrir dans la vessie. Le pus est alors en contact avec la tunique musculaire même de cet organe.

Ses rapports avec l'intestin sont éloignés. Il est difficile, que par péritonite partielle, des anses intestinales s'accolent au feuillet pariétal du péritoine qni tapisse la cavité pelvienne, et l'ouverture dans l'intestin doit être rare, si toutefois elle existe. Pour que cette perforation en effet puisse avoir lieu, il faut que les adhérences péritonéales soient suffisantes, pour empêcher le déversement du pus dans le péritoine et forment une sorte de canal dirigeant le pus jusque dans l'intestin.

Nous ne saurions mieux faire, que de continuer ces quelques considérations, par l'observation suivante, prise dans le service de M. Alph. Guérin et dont le savant chirurgien de l'Hôtel-Dieu a lui-même dirigé la nécropsie.

Obs. III. — Adéno-lymphite, péri-utérine gauche, col divisé par trois fentes, suppuration, septicémie, mort, autopsie.

Cobigo (Anne), âgée de 26 ans, domestique, tempérament lymphatique, entrée à l'Hôtel-Dieu le 6 novembre 1876, salle Saint-Maurice, lit n° 7.

La malade a été réglée à 17 ans, elle fit à cette époque une petite maladie de trois à quatre jours. Venue à Paris à 20 ans, elle a eu un enfant à 22 ans. Accouchement facile, suites normales.

Depuis qu'elle est à Paris, elle n'a eu aucune maladie grave jusqu'à cette époque. La menstruation était régulière.

La maladie qui l'amène à l'Hôtel-Dieu a commencé, il y a trois semaines, à la suite d'un travail fatigant.

Le mal a commencé par une fièvre violente, avec frissons, sueurs abondantes, qui dura huit jours environ.

Pendant les cinq ou six premiers jours, la malade eut à souffrir d'une vive douleur dans la cuisse droite, remontant un peu dans le ventre. Cette douleur a disparu au bout de six jours.

Pendant la même période de temps, douleur violente dans le ventre à gauche, mais sans irradiation dans le membre correspondant. Dans les premiers jours, son ventre grossit surtout à gauche. Constipation pendant les quinze premiers jours. Huit jours avant son entrée, elle eut un peu de diarrhée (cinq à six selles par jour).

Un peu avant cette diarrhée, ses règles parurent, elles n'avaient pas eu de retard, la malade les ayant eues le mois précédent.

Coïncidant avec l'époque de la diarrhée (il y a huit jours par conséquent) et à l'époque de ses règles, elle rendit par le vagin des matières glaireuses, verdâtres, filantes, qui coulaient dans son lit et souillaient ses draps que l'on était obligé de changer tous les jours.

Elle remarqua en même temps que la tumeur du ventre diminuait, avec l'écoulement de ces matières. Un médecin, appelé il y a quinze jours, lui avait fait appliquer six sangsues sur la fosse iliaque gauche.

Pendant toute la semaine dernière, elle a beaucoup vomi.

A son entrée, le 7. La malade est une femme de petite taille, la face pâle, les yeux excavés et cernés de noir ; elle a l'aspect d'une personne qui fait une suppuration prolongée. La respiration est courte, comme essoufflée. Pouls assez fort, température 37°,2.

Le 8. Même état. Température 37°, pouls 80.

Le soir, la malade a vomi dans la journée une petite quantité de matières bilieuses. Elle a pris deux potages. Température 36°, pouls 100.

Elle se plaint de douleurs dans l'épaule gauche.

Toucher vaginal.—Col gros, avec une énorme déchirure, lèvre antérieure saillante, découpée.

Le col est comme trifolié.

Dans le cul-de-sac latéral gauche, empâtement qui s'étend dans la région post-pubienne et que l'on peut délimiter par la main qui palpe l'abdomen. Elle a donc les signes locaux de l'adéno-lymphite utérine.

Le 9. La malade a encore vomi dans la nuit, et pendant toute la journée d'aujourd'hui. Langue sèche. Température 39°. Diarrhée, 7 à 8 selles, pas de pus ; face pâle et un peu abattue.

Le 10. Nuit un peu agitée, température 39°,8, pouls 112.

La malade prend une odeur fétide ; selles diarrhéiques, verdâtres. Vomissements bilieux. Douleur à la région du foie qui est gros, dépasse les fausses côtes de quatre travers de doigt (vésicatoire sur le foie).

Le 11. La malade est toujours très-faible. Le vésicatoire n'a pas pris, on le laisse en place. Langue sèche, face pâle, yeux très-excavés.

Du côté du poumon et du cœur, rien.

Le soir, la température est de 40°,2, le pouls de 128 pulsations.

Le 13. Tumeur venant toujours vers le trou obturateur gauche. Col gros et trifolié. Au cœur, souffle très-fort au premier temps et à la pointe (prescription, vésicatoire sur la région précordiale, 1 gramme de sulfate de quinine.

Le 14. Frisson à quatre heures du soir, 1 gramme de sulfate de quinine.

Le 15. Vomissements ; la tumeur présente le même état. Le souffle cardiaque est moins rude que le 13. Température 38°,6, pouls 144.

Sulfate de quinine 1 gramme en deux doses. A cinq heures, frisson violent.

Le 16. Etat général, toujours mauvais, face terreuse. Odeur fétide lorsqu'on approche du lit.

La malade a un cachet de septicémie.

Les jours suivants, les symptômes se prononcent davantage, on administre du sulfate de quinine à haute dose. Peu d'amélioration.

Le 22. La voix est rauque, avec une bronchite violente.

Le 23. Au cœur, souffle au premier temps à peine sensible, on injecte sous la peau 1 gr. de bromhydrate de quinine dans une solution au 1/10.

Le 24. Un frisson dans la nuit, râle trachéal ; pas de pneumonie apparente, mais crachats un peu sales, adynamie. Bromhydrate de quinine 1 gr. en injections.

Le 25. La malade n'a plus de diarrhée, même état.

Le 26. La malade s'affaiblit, râles dans la trachée et dans les poumons. Pas de frisson ni de vomissement. La langue est humide, mort à 4 heures, sans délire ni convulsion. *Autopsie*, 40 heures après la mort.

L'épiploon chargé d'une graisse en quantité ordinaire est régulièrement tendu devant l'intestin. Il adhère fortement sur une longueur de trois centimètres au niveau de l'arcade crurale gauche.

On le sectionne pour ne pas rompre l'adhérence.

Lui enlevé, on trouve l'intestin occupant le petit bassin du côté droit, pendant qu'une tumeur verdâtre remplit le côté gauche. Trois anses intestinales, faisant partie d'un même segment plié sur lui-même, adhèrent à la tumeur au niveau du mésentère. En les détachant avec précaution, on constate sur l'une d'elles une petite perforation qui met la tumeur en communication avec l'intestin, et explique les selles diarrhéiques purulentes, signalées pendant la vie.

L'intestin relevé permet de voir les organes du petit bassin. L'utérus est un peu déjeté à droite; longueur 10 cent., largeur 8 cent., épaisseur 4 cent.

Le péritoine à la face antérieure est vascularisé. A la face postérieure, il est aussi injecté, et a une teinte verdâtre cadavérique. Le col est altéré, il est profondément sillonné par trois fentes qui le divisent en trois mamelons coniques. Les fentes vont jusqu'à l'insertion du vagin.. Le col laisse échapper du mucus; la cavité est très élargie et profonde, à gauche de l'utérus, se présente la tumeur signalée plus haut, elle est du volume d'un œuf d'oie, divisée en deux lobes inégaux; sa consistance est molle, fluctuante, sa couleur est verdâtre, cadavérique; ouverte, elle laisse échapper du pus phlegmoneux. Au premier abord, M. Guérin croit avoir affaire à un phlegmon du ligament large. On reconnaît que cette tumeur occupe l'ovaire. En avant elle adhère à la trompe, en arrière à l'intestin grêle; Cette tumeur est parfaitement limitée et n'empiète nullement sur l'épaisseur des ligaments larges. La trompe gauche est épaissie de trois fois son volume, elle adhère daes toute sa longueur à l'ovaire enflammé; le pavillon est englobé dans les adhérences.

En examinant le petit bassin sans toucher le péritoine pariétal, on voit que du côté gauche, il existe une tuméfaction vague, mal limitée, peu préominente.

On décolle le péritoine en partant de la fosse iliaque de haut en bas.

En avant et immédiatement contre la vessie, on trouve une poche puruente limitée, en avant par le muscle obturateur interne, en dedans par la vessie, en arrière par le péritoine.

La séreuse est épaissie, adhère à un tissu lardacé et friable. Au-dessous et en arrière on trouve un prolongement de cette poche qui se dirige en bas et en arrière jusqu'au sacrum; ce sont les parois de cette poche que l'on sentait par le vagin, ainsi, il existe en dehors du péritoine une vaste suppuration dont la paroi interne contourne la vessie, le vagin, le rectum, la paroi externe longe le muscle obturateur interne, la face interne de l'ischion, le pyramidal, le sacrum; elle va jusqu'en arrière du rectum.

Les parois sont formées d'un tissu lardacé qui double la séreuse dans une certaine étendue et qui paraît être la coque du ganglion. En haut, sur le psoas, on trouve plusieurs ganglions lymphatiques volumineux dont les uns sont infiltrés de pus et les autres durs. La poche va bien vers le trou obturateur.

Les reins sont pâles, exsangues.

Le foie est volumineux, mou, verdâtre, en voie de décomposition cadavérique et comme graisseux. Il n'y a pas d'abcès.

Pneumonie hypostatique ; pas d'abcès dans le poumon. Dans le cœur, végétations friables au niveau de la valvule mitrale.

Urine examinée pendant la vie, ni sucre, ni albumine, 8 gr. 96 d'urée par litres.

SYMTOMATOLOGIE. MARCHE.

Le chapitre de la symptomatologie locale de l'adéno lymphite est tout entier à faire.

Il ne pouvait être écrit qu'autant que l'on serait en possession d'un nombre suffisant de faits, où la maladie aurait été observée isolée et indépendante de toute affection puerpérale.

Cruveilhier qui l'avait trouvée associée à la phlébite, Duplay, Hervieux, et d'autres avaient fait des efforts presque restés stériles pour la différencier sur le vivant. Or dans les cas où cette affection vient isolée, comme lorsqu'elle est la suite de la blennorrhagie, de l'application de sangsues sur le col, elle a une symptomatologie très-nette, c'est celle que nous prendrons pour type.

N'admettant pas la lymphangite en dehors de l'état puerpéral, les auteurs qui ont écrit sur ce sujet devraient être sobres de détails sur la symptomatologie. Aussi dans l'énumération courte des symptômes, y trouve-t-on presque tous ceux qu'on rencontre dans les différentes inflammations des annexes de l'utérus.

L'affection offre plusieurs modes de début; je commence par le moins complexe, et dans lequel la douleur domine. C'est surtout celui qui se montre lorsque l'adéno-lymphite survient en dehors de la puerpéralité. La malade ressent une douleur vague dans les reins, de la fatigue, de la courbature. Elle suspend alors son travail, le reprenant de temps en temps lorsque la douleur le permet. Enfin ne voyant aucune amélioration survenir dans son état, elle rentre à l'hôpital.

Lorsqu'on l'observe à la suite de couche, c'est chez une femme dont l'accouchement a été plus ou moins laborieux, qui, au lieu de rester au lit une dizaine de jours, s'est levée le 3e, le 4° jour et s'est livrée à quelque occupation pénible. Deux à trois semaines après son accouchement, elle commence à souffrir dans l'aine, et cette douleur unilatérale s'irradie à la partie antérieure de la cuisse du même côté, elle n'a ni frissons, ni nausées, ni vomissements, c'est uniquement la *douleur* qui la détermine à entrer à l'hôpital. Ce mode *de début nous a semblé être le plus favorable*, il annonce presque d'une manière certaine que l'adéno-lymphyte restera bénigne.

Dans un deuxième mode de début, le mal commence par une fièvre violente, avec frissons, sueurs abondantes prostration rapide des forces. Ce n'est qu'au bout de 24 à 48 heures que la malade éprouve une douleur vive, à la racine du membre inférieur, remontant dans le ventre. Cette douleur ne tarde pas à devenir modérée et pourrait même passer inaperçue à un examen superficiel de la malade. Une adéno-lymphite qui s'annonce avec de pareils prodromes *comporte une gravité plus grande dans le pronostic;* elle pourra se terminer par résolution, la suppuration sera plus fréquente, la septicémie et l'infection purulente seront à craindre.

Cela dit, nous devons entrer dans l'étude des symptômes. Nous ne nous écarterons pas de la division classique. Dans l'adéno-lymphite périutérine, il y a des symptômes rationnels, des symptômes physiques et généraux.

Symptômes rationnels et sympathiques.

Douleur. — La douleur se montre ordinairement avec le frisson, quelquefois avant, elle n'est jamais générale, mais bien limitée à l'excavation, aux fosses iliaques, à l'hypogastre, à l'aine. Souvent en même temps existent des douleurs spontanées, aiguës, lancinantes, siégeant dans le bas-ventre, et s'irradiant par intervalles, dans tout l'abdomen. Mais quelque vives que soient ces douleurs, on ne leur trouve jamais l'intensité qu'elles acquièrent dans la péritonite, où la paroi abdominale est tellement sensible que les malades ont les jambes et les cuisses fléchies, et ne peuvent supporter le poids des couvertures et des pansements.

Je dois insister particulièrement sur *la douleur dans le pli de l'aine.* Elle est un fait pathognomonique et qui a lui seul peut mettre sur la voie de l'affection. Chez toutes les malades chez qui nous avons recherché ce symptôme nous l'avons trouvé. Il a d'autant plus d'importance qu'à la vue, la région de l'aine ne présente rien d'anormal; il n'y a pas le plus souvent de saillie appréciable, pas de trainées rougeâtres, et cependant la malade aux premiers mots que l'on avance pour son interrogatoire, annonce cette douleur comme le premier phénomène qu'elle a ressentie. Cette douleur est spontanée et provoquée. Spontanée, elle est généralement peu vive, surtout lorsque la malade ne fait pas de mouvements, elle ne donne pas lieu à de l'insomnie; parfois cette douleur est contusive, lancinante et la malade agitée est obligée de changer à chaque instant de position dans son lit, pour y apporter quelque soulagement.

Provoquée, cette douleur a son siége d'élection à la région de l'aine. Lorsque le chirurgien applique les doigts de la main droite à plat sur la région ilio-inguinale, au-dessus du ligament de Fallope dans le point même où il sent un empâtement, il détermine une vive douleur. Cette douleur provoquée est généralement très-circonscrite; elle n'est point due à une simple hyperesthésie de la peau. Lors que l'on se borne à poser la pulpe des doigts sur la région sans y appuyer, elle n'est pas ressentie; il faut une pression pour la déterminer. Cette douleur dure cinq à six jours, souvent davantage, avec la même acuité, puis elle dimi-nue et peut cesser alors même que le toucher vaginal ferait encore constater la présence d'un ganglion. Elle est le plus souvent unilatérale, lorsque l'adéno-lymphite est double, elle siége des deux côtés.

Cette douleur fixe présente des irradiations, les malades se plaignent de douleurs dans les reins, de véritables co-liques, de tiraillements dans les aines. Si on pratique l'examen au spéculum avant que la tumeur soit arrivée à la phase de résolution, certaines malades sont obligées pour se rendre au cabinet d'examen de marcher à petits pas, le corps ployé en deux, en évitant de faire un mouve-ment quelconque trop étendu, parce que chacun d'eux vient retentir douloureusement dans la fosse iliaque.

Frisson. — Le frisson inital de l'adéno-lymphite peut manquer, il peut être unique ou multiple; il est habituel-lement précédé pendant quelques instants de malaise gé-néral, de céphalalgie, d'une légère agitation; d'autres fois il éclate d'une façon soudaine. Le moment de son appari-tion est variable, cependant c'est principalement dans le cours de la soirée, ou la nuit qu'il se manifeste.

Le frisson n'est jamais très-intense. le claquement des

dents manque souvent, la trépidation musculaire fait défaut, c'est un simple refroidissement avec horripilation. — sa durée varie de 8 à 10 minutes, ne dépasse pas deux heures. Il y a entre ce frisson léger, et le grand frisson qui survient dans les Maternités chez les nouvelles accouchées, une différence capitale. Les malades dans l'adéno-lymphite commune n'ont jamais cette anxiété extrême, elles ne sont pas pelotonnées sur elles-mêmes; l'altération des traits n'est jamais aussi marquée, la soif aussi vive, la réaction s'établit plus rapidement et sans peine. Telle malade qui au début de l'affection n'aura pas eu de frisson peut dans le cours de la maladie alors que la suppuration ne tendrait pas à se faire, présenter de petits frissons le soir, la température restant comprise entre 38,6 et 39°.

Les nausées et *les vomissements* qui apparaissent quelquefois avec le frisson, se renouvellent pendant une période de trois à quatre jours, puis cessent. La constipation est opiniâtre.

Symptômes rationnels et sympathiques du côté des autres organes.

Altération de la face. — Lorsque la maladie se manifeste avec quelque intensité dès le début, la physionomie éprouve rapidement une altération profonde.

Du côté du tube digestif. — Les symptômes fournis par l'examen du tube digestif ne se présentent que plusieurs jours après le début de la maladie; c'est une sécheresse de la langue, avec enduit blanc ou jaunâtre, annonçant un embarras des premières voies.

La constipation est opiniâtre. Trente grammes d'huile de ricin procurent à peine deux ou trois selles. Au toucher rectal, on rencontre des bols fécaux remplissant le rectum,

et souvent on est obligé de recourir une seconde fois aux
purgatifs. La diarrhée survenant d'une manière imprévue
devrait mettre en garde et faire craindre soit une septicémie commençante, ou une affection purulente, soit une
complication moins grave, telle que la suppuration et l'ouverture du foyer dans le rectum.

Lochies et sécrétion laiteuse. — Chez la plupart des malades qu'il nous a été donné de voir, les lochies avaient
suivi régulièrement leur cours, la maladie n'ayant ap-
paru que plus tard. Chez toutes, la sécrétion laiteuse
s'était faite également régulièrement.

Menstruation. — Les règles sont en général supprimées
pendant la durée de l'affection, mais lorsque celle-ci dis-
paraît, elles viennent sans être précédées d'aucune souf-
france, elles coulent pendant trois à quatre jours, consti-
tuées par du sang liquide et sans donner lieu à des douleurs. Il ne paraît pas que la fluxion qui se passe du côté
des organes génitaux internes, à l'époque menstruelle,
puisse amener une rechute. Si ces rechutes sont observées,
c'est à l'occasion de quelque imprudence commise par la
malade, ou à la suite de fatigues.

Symptômes physiques. — Sont fournis par *l'exploration
du ventre* et par *le toucher vaginal.*

Exploration du ventre. — Parfois la palpation abdominale est très-douloureuse, surtout au-dessus du pubis,
d'où résulte une tension des muscles abdominaux, telle
que le palper ne donne aucun renseignement; généralement
le ventre est souple, et il y a absence de tout ballonnement,

Mary. 3

caractère qui la sépare nettement des affections dans lesquelles le péritoine est atteint. Dans l'adéno-lymphite, quand on pratique la palpation de l'abdomen, on sent immédiatement au-dessus du ligament de Fallope une tumeur qui se continue vers le canal crural, et sur laquelle la pression provoque de la douleur. Cette tumeur ne peut être dérangée ; si elle était dans le ligament large, son bord supérieur devrait être mobile. Nous avons donc déjà une tumeur douloureuse, absolument immobile et ne pouvant être déplacée dans aucun sens.

L'induration formée par cette tumeur n'est jamais située profondément. On ne sent pas la paroi abdominale glisser à sa surface, ce qui devrait avoir lieu, si la tumeur siégeait dans le ligament large, alors qu'il ne s'est pas encore formé d'adhérences péritonéales. La tumeur a été même rencontrée si superficielle que l'on pourrait se demander si les ganglions du pli de l'aine n'étaient pas atteints. Cette tumeur qui, dans sa zone périphérique, se change en un simple empâtement peut remonter jusqu'à quatre centimètres au-dessus du pli de l'aine. Cette tumeur est surtout bien isolée et perçue par la main, lorsqu'on examine le pli de l'aine du côté opposé, comme terme de comparaison et qu'on le trouve souple, élastique.

Quant à ses caractères propres, cette tumeur est rénitente, ne se laisse pas déprimer par le doigt ; dans aucun cas, il n'a été permis de sentir à travers la paroi abdominale une fluctuation franche. Dans l'observation VII où l'ouverture du foyer s'était faite au-dessus du pli de l'aine, les plans indurés du tissu cellulaire et de la paroi empêchaient de sentir toute fluctuation, alors même qu'il y avait encore du pus. Au lieu d'être transversale, la direction de cette tumeur est oblique, elle suit assez bien celle du ligament de Poupart, oblique de haut en bas et de dehors en dedans; sa direction est donc opposée à celle des ligaments larges. Arrivée sous le pubis, la tumeur se relève pour devenir transversale; elle ne dépasse pas la ligne médiane du pubis, et, dans aucun cas, nous ne l'avons sentie se continuer du côté opposé.

Cette tumeur est adhérente au pubis. Nous avons déjà dit quel rôle nous faisons jouer, dans l'adéno-lymphite, à la douleur dans l'aine, à l'empâtement formant tumeur dans la même région. Nous ajouterons comme caractère ayant une égale valeur, *l'adhérence de la tumeur à la symphyse pubienne* et son application intime contre la branche ischio-pubienne. Les doigts de la main qui explore ne peuvent aucunement passer entre l'os et la tumeur en refoulant la paroi abdominale. M. Alph. Guérin nous a, à plusieurs reprises, fait remarquer comment une main exercée reconnaissait facilement que le tissu cellulaire sous-péritonéal était pris. S'il s'agissait d'un phlegmon du ligament large, feuillet nécessairement mobile, la tumeur n'aurait pas cette adhérence au pubis, et si elle s'étendait après dédoublement des feuillets du ligament large jusqu'au bord supérieur de ces ligaments, l'exploration de l'abdomen dénoterait alors une énorme tumeur dépassant le détroit supérieur du bassin de plusieurs travers de doigt, ce qui n'a pas lieu.

Une autre variété de direction de la tumeur c'est lorsque elle est presque longitudinale et croise directement la direction des annexes de l'utérus qui sont situés transversalement.

C'est surtout alors que l'on sent nettement que la tumeur libre à son extrémité supérieure se perd dans l'anneau crural. *On la sent s'enfoncer vers l'anneau crural et le trou obturateur*, autre caractère physique, qui crée nettement une classe à part, pour l'adéno-lymphite de la région obturatrice, séparée des autres affections inflammatoires péri-utérines.

La tumeur est donc le plus souvent unilatérale. Dans
l'observation X, l'adéno-lymphite péri-utérine était double ; mais même dans ce cas, une seule des deux tumeurs
était révélée par la palpation, le toucher vaginal faisant
reconnaître la seconde.

Le *toucher vaginal* va nous fournir d'autres renseignements. Je tiens à rappeler à ce sujet la pratique de mon
maître. Il insiste sur l'avantage qu'il y a à combiner l'exploration par le vagin avec la palpation abdominale. D'une
part, la femme étant couchée horizontalement, comme
pour pratiquer le toucher vaginal, on lui fait soulever une
cuisse, la paroi abdominale se trouve d'autant relâchée ;
d'autre part lorsqu'il existera une tumeur dans un cul-de-
sac péri-utérin, elle sera comprise entre le doigt plonge
dans le vagin et la main qui fait l'exploration de l'abdomen.
Ainsi ses limites seront facilement déterminées comme le
degré de sa mobilité.

1° *Exploration des culs-de-sac péri-utérins.* — Le toucher
vaginal révèle de la douleur, une tumeur, de la chaleur
vaginale.

Dans cette courte description, je vais me borner à préciser ce que m'ont offert les observations que j'ai prises.
Au toucher, dans un des culs-de-sac latéraux, la douleur
provoquée est très-vive. Cette douleur est pongitive, et
chez quelques femmes si forte au début de l'affection, qu'on
est obligé de s'abstenir du toucher et d'attendre que l'acuité ait disparu. Pour cela on applique un vésicatoire sur

la région ilio-inguinale. Il est bien rare qu'au bout de trois à quatre jours, le toucher ne puisse être pratiqué sans déterminer cette douleur. Le toucher dans le cul-de-sac antérieur n'est pas douloureux, il peut l'être mais à un degré peu intense dans le cul-de-sac postérieur.

Le doigt révèle des modifications dans les culs-de-sac. Ce que l'on sent le plus fréquemment, c'est dans le cul-de-sac latéral, à sa jonction avec le cul-de-sac antérieur une petite tumeur de la grosseur d'une noisette, mobile, distante du pubis de deux centimètres environ, et se prolongeant par un cordon vers le tiers supérieur du détroit supérieur. Nous avons pris ici le cas plus simple qui se montre lorsque l'adéno-lymphite commence à se résoudre, ou encore lorsqu'elle est à son début.

Dans un autre cas, on trouve dans le cul-de-sac latéral un plastron plus étendu. Ce cul-de-sac est plus large que celui du côté opposé. Il est abaissé et plus rapproché de l'ouverture de la vulve. Le plastron que l'on y rencontre est résistant, dur, il se prolonge souvent dans le cul-de-sac postérieur, mais dans aucun exemple, il n'entoure complètement le col. La tumeur va se perdre derrière le trou obturateur et a le volume d'un œuf de poule.

Dans quelques cas, on note une chaleur insolite du cul-de-sac péri-utérin, mais ce caractère ne se retrouve pas constamment ; il ne parait pas qu'on y observe des battements d'artères.

Exploration de l'utérus lui-même. — Il y a souvent des modifications du côté des lèvres du col. On y constate la cause même de l'adéno-lymphite. La plus fréquente est la déchirure du col, du côté même où siége la tumeur ; ailleurs des granulations, des fentes irrégulières. La pression et surtout le moindre mouvement imprimé au col de l'utérus qui *néanmoins paraît mobile,* sont extrêmement douloureux.

Toucher rectal. — Ce moyen fournit des données beaucoup moins précieuses pour le diagnostic. Dans des cas douteux, et surtout lorsque la tumeur s'étend dans le cul-de-sac postérieur, il ne doit pas être négligé, mais lorsque ce sont les lymphatiques obturateurs et post-pubiens qui sont seuls en cause, le toucher vaginal suffira à lui seul.

Symptômes généraux. — Du côté *de la respiration,* nous ne trouvons aucun phénomène particulier, elle est anxieuse, pénible, lorsque la douleur abdominale est vive.

Nous aurons à revenir sur l'anémie. Pour la constater, il ne suffit pas de la pâleur de la face, on doit rechercher s'il existe un bruit de souffle dans les vaisseaux du cou, et à la région précordiale.

Température. — En dépouillant les quelques tracés thermométriques que nous avons pris, nous en trouvons de deux ordres :

Dans une forme d'adéno-lymphite, il y a à peine de fièvre, la température reste stationnaire, entre 37°,5 la normale, et 38°,5. Le soir il survient un léger degré d'augmentation de température de la peau, un peu de malaise, mais la température reste toujours relativement basse ; c'est lorsque l'adénite n'a qu'un volume peu considérable et tend à se terminer par résolution. Et ici, il n'y a pas à tenir compte de l'étiologie, et par conséquent de savoir si l'affection est la suite de couche, d'avortement, ou si elle survient en dehors de l'état puerpéral. Nous ne croyons pas que l'adéno-lymphite péri-utérine commune que nous décrivons, ait un caractère de malignité. Elle est identique à elle-même, qu'elle soit la suite d'une déchirure du col après l'accouchement, ou le fait de granulations du col; elle est en effet privée des deux facteurs qui témoignent de la malignité dans la fièvre puerpérale, la contagion et l'épidémicité. Si donc dans un premier groupe de faits, la fièvre reste modérée, c'est que l'adénite est peu étendue, c'est que le terrain sur lequel elle se développe est dans des conditions de force, de résistance propre à bien faire évoluer la maladie.

Lorsque l'adénite, par contre, fait participer le tissu cellulaire à son inflammation, la température atteint le chiffre de 40°, à 41°,5, elle subit alors une profonde rémission le matin et même d'un jour à l'autre lorsqu'une médication active intervient. Dans l'observation VII, nous voyons la température, à chaque dose de 1 gramme de sulfate de quinine baisser de 1 degré et plus. Lorsque l'ouverture de l'abcès s'est faite, ou que l'inflammation tend à la résolution, il se produit une chute subite de la température qui reste uniforme.

Le thermomètre indique ainsi à lui seul les recrudescences de la maladie, par la haute température qu'il marque, alors que la veille, il marquait à peine 37°,2.

Ce que nous avons à dire sur le pouls se rapproche singulièrement de la température. Il n'y a pas d'affection dans laquelle la fréquence du pouls concorde plus avec la marche de la température. Dans les formes bénignes, il ne dépasse pas 90 à 92 pulsations; dans les formes graves, il atteint le chiffre de 125 pulsations par minute.

Nous faisons suivre la descriptions de ces symptômes, de l'observation IV, qui les résume.

Obs. IV. (Lit n° 7, salle Saint-Maurice, Hôtel-Dieu. — Adéno-lymphite périutérine gauche. Suite de couches. Résolution.

Le 14 janvier 1876, est entrée une nommée Charpentier, âgée de 27 ans, couturière. Cette malade a eu deux enfants, le premier, il y a dix-huit mois qui est mort. Le second accouchement a eu lieu vers le 28 décembre 1875 par conséquent à son entrée à l'hôpital, il y a seize jours que la malade est accouchée. L'accouchement s'est fait rapidement ; elle a perdu à la suite du sang pendant quatre jours, et s'est levée au huitième jour.

Il y a quatre jours, elle eut dans la soirée après quelques malaises et un peu de céphalalgie, un frisson intense avec claquement de dents.

A la visite du 15, on procède à l'examen de la malade ; la malade souffre dans la fosse iliaque gauche ; à la palpation, on trouve un peu au-dessus de pli de l'aine gauche, une tuméfaction molle due à un ganglion siégeant au niveau du canal crural. Au toucher vaginal, on trouve un utérus large, en antéversion, ayant les diamètres vertical et transverse très-étendus, le col est en arrière, le corps répond au pubis.

A droite sur la partie latérale de la corne droite de l'utérus, on sent un prolongement qui paraît au premier abord répondre à une inflammation de la trompe, et entre le corps de l'utérus et le pubis à gauche, une tumeur assez mal limitée, la malade éprouve un peu de douleur, lorsqu'en touchant par le rectum, on dirige l'index vers le trou ovale où l'on retrouve la tumeur.

Le 17. Au toucher vaginal, M. Guérin constate une tumeur arrondie bien circonscrite à un centimètre de l'utérus qui se continue avec une tuméfaction plus diffuse qui va en dehors dans la fosse iliaque gauche.

M. Guérin discute le siége de cette tumeur ; elle ne saurait être dans le ligament large, car on ne trouve pas le plastron que l'on rencontre dans les phlegmons du ligament large. La tumeur paraît se continuer avec le trou sous-pubien et la tuméfaction douloureuse qui a été signalée au niveau du canal crural gauche ne s'expliquerait pas par un phlegmon du ligament large.

Prescription. Un vésicatoire sur l'abdomen.

Le 23. La tumeur a considérablement diminué, par le toucher vaginal, on sent distinctement un noyau lymphatique tout petit. Il faut que le péritoine soit décollé pour que la tumeur qui n'est plus adhérente au pubis, arrive où on la rencontre, elle part de l'utérus et va en s'effilant vers l'anneau crural.

Le 24 janvier. La tuméfaction considérable qui existait derrière la paroi antérieure de l'abdomen a presque complètement disparu et il ne reste plus qu'un cordon qui s'étend vers l'anneau crural.

M. Gueneau de Mussy qui a examiné la malade n'a pas hésité à reconnaître une adéno-lymphite.

Le 7 février. Par le toucher vaginal on ne sent plus qu'une lame, une membrane épaisse d'un centimètre mais d'une assez grande étendue dans la portion gauche du vagin s'étendant jusqu'au canal crural, c'est le tissu périganglionnaire qui est encore enflammé. Du coté opposé on ne trouve rien.

13 février. On permet à la malade de se lever, la tumeur ayant disparu. La malade sort quelques jours après de l'hôpital.

MARCHE.

Tant que le point de départ, soit l'ulcération du col, persiste non cicatrisé, l'affection a peu de tendance à la régression ; ce qui explique les différences dans la durée, depuis quinze à vingt jours jusqu'à trois ou quatre mois.

La *résolution* est fréquente ; nous croyons avec les cas qu'il nous a été donné de voir, pouvoir l'estimer aux 7 à 8[10 des faits. On a lieu d'y compter lorsque l'affection qui en a été le point de départ, blennorrhagie par exemple, s'est éteinte ou a rétrogradé. La tumeur qui a été douloureuse perd de sa sensibilité d'abord et puis diminue progressivement de volume. Arrivé à la période phlegmoneuse, l'adénite est encore susceptible de voir le pus formé se résorber sans ouverture au dehors (voir obs. XII). Dans les cas heureux, la tumeur subit des modifications rapides au point de vue de sa consistance et de sa forme.

Il se produit alors dans le cul-de-sac d'autres phénomènes. Les adhérences se rétractent jusque vers les annexes ou bien l'inflammation quitte le tissu cellulaire.

Si l'on touche alors la malade, on trouve des signes

encore très-manifestes, mais très-différents des premiers. Une bride est tendue au niveau du-cul-de sac produisant soit une saillie, soit une légère dépression, ou bien il existe une tumeur arrondie très-mobile. La maladie reprend les caractères qu'elle avait à sa première période, avant de céder complètement.

On ne trouve plus cette tumeur large, saillante, dure, qui se prolongeait et du côté du col de l'utérus et du trou obturateur, remplissant le cul-de-sac. Alors même que l'autopsie manque, la douleur à cette période de la maladie est si obtuse que le toucher vaginal combiné avec le toucher abdominal, rend compte de ces phénomènes presque aussi bien que le ferait une dissection,

A travers cette marche lente, sourde, surviennent parfois *des recrudescences* passagères, marquées quelquefois par de légers frissons, par des exacerbations de douleurs, par une augmentation des phénomènes dyspeptiques.

Suppuration. — Lorsque la maladie aboutit à la suppuration, surviennent des frissons erratiques, qui signalent le travail pyogénique. Ils se montrent surtout le soir et sont suivis de chaleur et de moiteur de la peau, ainsi que de sueurs abondantes. Les douleurs deviennent plus vives et prennent le caractère lancinant. L'insomnie, l'inappétence, quelquefois des vomissements et de la diarrhée, un amaigrissement rapide se joignent à ces manifestations.

La consistance de la tumeur se modifie, non qu'elle devienne plus douloureuse à la pression, mais un point de fluctuation apparaît autour d'un noyau plus ou moins induré.

L'abcès peut s'ouvrir spontanément à *la paroi abdomi-*

nale, lorsque l'inflammation a gagné la couche celluleuse profonde de cette paroi.

L'ouverture par *le rectum* est plus rare. Il survient de la diarrhée, un peu de douleur dans la défécation, et le pus sort mélangé aux matières fécales, l'obliquité de l'ouverture de communication empêchera les matières de fuser jusque dans le foyer purulent. Lorsque *l'ouverture a lieu par le vagin*, le doigt explorateur ne reconnaît pas toujours l'ouverture.

La vessie après le décollement du péritoine par la tumeur, est en contact immédiat sur ses parties latérales avec le pus. On pourra rencontrer l'éraillure des fibres musculaires vésicales, et l'évacuation du pus par la vessie. Dans l'observation VII, le foyer s'était vidé une première fois dans la cavité vésicale.

La suppuration est toujours une terminaison grave de l'adéno-lymphite, la cachexie peut être le résultat de la suppuration prolongée, et la mort survenir par septicémie ou infection purulente.

PRONOSTIC.

La lymphangite péri-utérine est moins grave assurément que la phlébite ; les observateurs ont été depuis longtemps frappés de ce fait. Une fois formée dans les veines, la matière purulente est bientôt portée dans tout le système circulatoire. Au contraire, les liquides en suppuration dans les vaisseaux lymphatiques, n'arrivent pas directement dans le sang. Ils traversent un ou plusieurs ganglions lymphatiques, espèces de filtres, où le liquide est en quelque sorte jugé, et le plus souvent arrêté, lorsqu'il possède des propriétés délétères.

Dans le pronostic de l'affection, il faut tenir un grand compte de l'anémie consécutive. Il résulte des recherches de M. Fioupe, et de celles plus récentes de M. Fouassier (De la numération des globules du sang dans les suites de couches physiologiques et dans la lymphangite utérine, thèse 1876), il résulte, dis-je, que l'accouchement normal modifie le chiffre des globules blanc et des globules rouges du sang, toujours dans le même sens : diminution des globules rouges, augmentation des globules blancs, ce qui produit un changement considérable dans les termes du rapport.

Dans l'accouchement suivi de lymphangite, le nombre des globules blancs et rouges, ainsi que leur rapport subit des modifications importantes, et la disposition signalée dans l'accouchement normal se retrouve ici, mais exagérée.

Dans sa thèse, M. Fouassier s'est placé au point de vue de la lymphangite infectieuse presque fatalement mortelle, et si l'on compare les tableaux qu'il donne des suites de couches normales, avec ceux des suites de couches accompagnées de lymphangite, l'antithèse est frappante. Dans la lymphangite plus bénigne, il en est encore de même, dans une proportion moindre, il est vrai.

Une adéno-lymphite survient, la malade pâlit, maigrit, ses digestions se font mal. Cet état dure jusqu'à ce que la résolution s'est faite dans les ganglions lymphatiques.

Nous pouvons citer telle femme (observation XV) que nous avons vue au début de sa lymphangite, elle était encore rouge, vive, nous la revoyons trois jours plus tard, et bien que l'adéno-lymphite reste bénigne, il y a une décoloration complète du visage et des téguments et les symptômes d'une anémie profonde si bien que nous avons peine à la reconnaître. Dans la lymphangite née en dehors de l'accouchement, soit chez la malade qui avait une blennorrhagie, il en était absolument de même.

Je sais bien que, l'on pourra invoquer dans les suites de couches, la fièvre comme cause de la diminution des globules rouges, mais pour produire, alors que la fièvre est relativement modérée, une telle augmentation dans la proportion des leucocytes, il faut aussi concéder un certain rôle au système lymphatique. Chez la malade de l'observation I, on ne pourra attribuer l'anémie à la blennorrhagie seule. La malade qui en fait le sujet, ne s'est pas fatiguée depuis son entrée à l'hôpital, elle est relativement bien nourrie, elle s'était trouvée avant son entrée dans des conditions moins heureuses, elle avait sa blennorrhagie depuis longtemps, et ce n'est que lorsque l'adéno-lymphite survient, que l'anémie fait de rapides progrès. C'est là un fait dont il faut tenir compte dans le pronostic. Lorsqu'une malade a eu une lymphangite péri-utérine, si bénigne qu'on la suppose, elle a eu une maladie grave, sa résistance est considérablement affaiblie, et toute autre affection intercurrente survenant, trouverait un terrain bien peu disposé à se défendre et à réagir.

DIAGNOSTIC.

Le diagnostic de l'affection est souvent difficile. Je dis souvent, et non toujours, car il est des cas, où il suffit d'être prévenu de la possibilité de rencontrer une inflammation lymphatique, pour que le médecin ne se méprenne pas, lorsqu'il rencontrera, dans l'exploration vaginale, une tumeur du volume d'une petite noix, dans la portion sus-vaginale du col, roulant sous le doigt, douloureuse.

Alors on ne peut songer à autre chose. Mais lorsque l'inflammation est dénaturée, soit par les traitements déjà employés, soit par sa longueur, ou qu'elle a passé au stade de suppuration, alors le diagnostic devient des plus difficiles.

Le praticien a néanmoins dans ces conditions, plusieurs éléments de diagnostic basés sur l'étude des symptômes de l'affection.

La douleur au-dessus du pli de l'aine, la tumeur adhérente au pubis, et la direction de cette tumeur vers le trou ovale.

Il faut y ajouter comme autre élément non moins important de diagnostic, *l'absence de mobilité de l'adéno-lymphite.* Si ces tumeurs étaient situées dans le ligament large, leur bord supérieur devrait être mobile.

Enfin, *disparition rapide de cette tumeur, sous l'influence des révulsifs.*

A côté de ces symptômes doivent prendre part, d'autres éléments négatifs.

Dans l'adéno-lymphite, l'utérus n'est jamais immobilisé; on ne le sent pas enveloppé de toute part, comme dans une gangue. La tumeur est le plus souvent unilatérale, jamais circonférentielle. L'utérus reste à sa place, il n'est pas abaissé et rapproché de l'orifice vulvaire.

Un autre caractère négatif, c'est la tension peu exagérée du ventre, sa dépression facile, et surtout le moins grand retentissement sur l'économie. Le péritoine n'est pas pris, ou dans des limites très-restreintes ; on conçoit que l'on n'observe ni le refroidissement des extrémités, ni la petitesse du pouls que donnent les péritonites.

Les affections qui sont le plus facilement confondues avec l'adéno-lymphite sont le *phlegmon du ligament large* et *la pelvi-péritonite.* Jusqu'au travail de M. Alph. Guérin,

ces deux affections englobaient tous les cas d'adéno-lymphite. Depuis les leçons du chirurgien de l'Hôtel-Dieu,
d'autres auteurs ont insisté sur l'importance de l'adéno-
lymphite, mais personne n'a paru comprendre la signifi-
cation des travaux de M. Alph. Guérin. Mon maître n'a
point, en effet, la prétention d'avoir découvert les vaisseaux
lymphatiques de l'utérus et leur inflammation; tout cela
était connu avant lui, mais ce qui constitue une importante
découverte, c'est d'avoir démontré que les signes de l'adéno-lymphite sous-pubienne sont absolument ceux qui ont
été attribués par tous les gynécologistes au phlegmon du
ligament large. Ceux qui ont cru comprendre que la maladie décrite par M. Guérin, siége dans les replis du ligá-
ment large, n'ont pas lu avec assez d'attention ce qu'il a
écrit.

C'est donc, à priori, avancer que le diagnostic de l'adéno-
lymphite avec le phlegmon de ligament large est très-dif-
ficile. Le phlegmon du ligament large est toujours la con-
séquence de l'accouchement. Dans les cas où l'on observe
à la suite d'une simple vaginite, il faut se défier et voir si
on ne trouve pas les caractères de l'inflammation ganglionnaire. Dans le phlegmon du ligament large, la tumeur
est plus considérable. Elle n'est pas appliquée contre le
pubis. Le doigt peut passer entre la symphyse et la tumeur.
Dans l'adéno-lymphite la tumeur est collée contre le pubis.
Du reste, la difficulté du diagnostic reste encore grande
dans bien des cas où l'adéno-lymphite se généralise à tout
le pourtour de l'utérus.

Dans plusieurs observations d'adéno-lymphite, on a pu
croire à une *pélvi-péritonite*. Or, on trouve dans la pelvi-
péritonite du ballonnement du ventre une douleur plus
généralisée, des symptômes sympathiques plus intenses,

état grippé de la face, vomissements et petitesse du pouls, qui n'existent pas dans l'adénite. L'utérus est fixé et comme enveloppé dans une gangue, il est abaissé et rapproché de la vulve.

VARIÉTÉS D'ADÉNO-LYMPHITE PÉRI-UTÉRINE.

Nous mentionnons à part deux variétés d'adéno-lymphite.

1° L'*adéno-lymphite, suite de chancre sur le col.*

2° L'*adéno-lymphite cancéreuse.*

Si on lit dans la clinique médicale de M. Bernutz sur les maladies des femmes l'observation XVI, que la brièveté exigée par ce travail nous empêche de reproduire ici, on y verra qu'à la suite d'un chancre diphthéritique siégeant sur le col de l'utérus, les symptômes survenus ont été les mêmes que dans l'adéno-lymphite blennorrhagique, le point de départ seul a différé.

Le savant gynécologiste, à cette époque où l'attention n'avait pas encore été appelée sur l'adéno-lymphite, pense à l'angiolcucite pelvienne ; cette hypothèse lui paraitrait aussi séduisante que celle d'une pelvi-péritonite.

Quant à l'adéno-lymphite cancéreuse, nous ne lui consacrerons de même que quelques lignes; sa symptomatologie est beaucoup moins intéressante, masquée qu'elle est par l'affection de l'utérus. Avant de commencer ce court travail, j'avais eu l'intention de prendre comme sujet de ma thèse, *les terminaisons du cancer utérin*, il m'a été donné d'en voir des cas nombreux, et toujours lorsque j'ai recherché l'engorgement ganglionnaire, je l'ai rencontré. Un ou deux ganglions du volume d'un œuf de pigeon, parfois plus gros, siégeaient au niveau du trou ovale.

C'est même une des raisons qui m'ont déterminé à limiter l'étude de l'adéno-lymphite commune à la fosse obturatrice, parce que dans le carcinome utérin, les ganglions lombaires étaient souvent indemnes, ou peu volumineux. A priori donc, sans avoir fait des injections, l'anatomie pathologique comparée apprenait que les ganglions obturateurs étaient les vrais récepteurs des lymphatiques utérins.

Cette adéno-lymphite peut-elle se dénoter pendant la vie? Le toucher vaginal indique le refoulement d'un des culs-de-sac, ou des deux, lorsque les lésions du côté de l'utérus ou du conduit vaginal ne sont que peu avancées.

Peut-elle servir comme moyen de diagnostic? Elle ne peut servir que dans les cas où la tumeur perçue dans les culs-de-sac est dure, a une consistance ferme, occasionne peu de douleurs, tous caractères qui se rattachent à cette variété d'adéno-lymphite, et qu'en même temps on trouve une ulcération sur le col de nature douteuse.

Dans les cas où un chirurgien croirait pouvoir intervenir, la rencontre de cette complication devrait à elle seule le dissuader d'une intervention chirurgicale active.

TRAITEMENT.

L'adéno-lymphite péri-utérine commune comporte avant tout le traitement *par les révulsifs*.

Les *vésicatoires* arrêtent et font rétrogarder l'inflammation lymphatique. Dans les cas les moins heureux, ils circonscrivent au moins le foyer morbide et le concentrent en quelque sorte autour des ganglions. Bien plus, si quand on s'y décide la résolution pure et simple n'est plus possible, ils offrent l'avantage d'activer, d'accélérer la suppuration.

Ainsi, ils jouent le role de résolutif puissant, quand il n'y a pas encore de suppuration établie ; dans le cas contraire, ils hâtent l'accumulation du pus dans un espace moins large.

Il arrive fréquemment qu'un seul vésicatoire ne suffit pas, il faut en réitérer l'application. Les laxatifs ne doivent pas être négligés. C'est également dans le but de diminuer la congestion pelvienne que l'on prescrira la position horizontale, et le lit devra être gardé pendant toute la période d'acuité de la maladie.

En ville, l'application de cataplasmes intra-vaginaux ne souffre pas de diffiultés.

Obs. V. — Déchirure du col à gauche. Adéno-lymphite après l'accouchement. (Observation communiquée par mon ami M. Lebec, interne de service.)

Emilie, âgée de 22 ans, giletière, d'un tempérament strumeux, née à Paris, entrée le 19 novembre 1875 à l'Hotel-Dieu, salle Saint-Maurice, lit n° 34.

Elle était habituellement constipée.

Elle accoucha à terme le 31 octobre 1875, d'un enfant bien constitué, au bout de quinze heures de travail. Elle eut une déchirure du périnée qui a-en juger par l'état actuel fut assez étendue. Après son accouchement, on la fit se lever le quatrième jour et sortir le neuvième, sous prétexte de lui donner des forces. Le neuvième jour en rentrant chez elle à pied, elle pouvait à peine marcher. Elle recommença son travail.

Au bout de quatre jours (treizième après l'acouchement), elle commença à sentir des douleurs et des tiraillements dans le dos et dans le ventre, surtout au-dessus du pubis. Pendant trois semaines les douleurs ont été en augmentant jusqu'au moment de son entrée.

A son entrée, on constate une déchirure du périnée mal cicatrisée. La femme est en même temps hystérique.

Ce n'est que le 7 janvier 1876, que fut sentie la tumeur qui va nous occuper.

Par le toucher vaginal, col déchiré à gauche, à lèvre antérieure un peu volumineuse, sans granulations. L'utérus est volumineux, douloureux et en antéversion.

En portant le doigt profondément du côté gauche, on sent une tumeur très-dure, grosse comme un œuf environ et qui paraît venir des parties profondes.

Par le toucher rectal on sent cette tumeur se dirigeant vers la symphyse sacro-iliaque, elle est dure; il n'y a rien dans le cul-de-sac droit.

21 janvier. Un gonflement ganglionnaire considérable se manifeste au cou de la malade.

Il y a lieu de se demander si la tumeur du bassin ne serait pas quelque chose d'analogue à un gonflement strumeux des ganglions lymphatiques du bassin. Après avoir éliminé une ovarite, une pelvipéritonite, un abcès ossifluent, M. Guérin se rattache à une adénite.

26 janvier. La malade désire sortir de l'hôpital. Même état.

Obs. VI. (Hôtel-Dieu, salle Saint-Maurice, lit n° 16.) — Abcès du sein gauche. Adénite péri-utérine.

Bellemain, 21 ans, lingère, accouchée il y a vingt et un jours, entrée le 15 janvier, cinq jours après son accouchement; douleurs dans l'aine et dans le ventre.

Dans le cul-de-sac latéral droit, le doigt isole très-bien un corps ayant le volume d'une amande très-mobile. Application d'un vésicatoire.

Le 16 mars. La malade sort de l'hôpital, guérie.

Obs. VII. — Adéno-lymphite péri-utérine. Tumeur appliquée contre le pubis. Suppuration. Ouverture dans la vessie et à la paroi abdominale. Symptômes d'infection purulente. Guérison.

Prévost (Louise), âgée de 33 ans, ménagère, entrée à l'Hôtel-Dieu, le 3 février 1875, salle Saint-Maurice, lit n° 29.

Vers le mois d'octobre 1875, elle observa que ses rapports sexuels devenaient douloureux, et de plus les règles dans ce mois ne parurent pas. Pendant ce même mois, la malade alla travailler au lavoir et se fatigua beaucoup. Au mois de novembre, ses règles reparurent, mais avec un retard de six semaines, sans coliques, et plus abondantes. Il sortit quelques caillots de petit volume, ce qui ne lui arrivait jamais. Dès ce moment, la malade fut obligée de garder le lit. On peut se demander si on n'avait pas eu affaire alors à une fausse couche. Le lendemain est survenu un frisson qui s'est reproduit pendant quelques jours de suite. Dès cette époque, elle souffrit de douleurs dans le ventre, qui allèrent en augmentant, pour atteindre leur maximum au mois de décembre.

Un médecin lui fit appliquer sur le ventre deux vésicatoires, au mois de décembre. Jusqu'au mois de janvier, il ne se produisit aucune amélioration.

Vers le 8 janvier, en urinant, elle rendit du pus qui avait pénétré dans le vessie. Elle précise bien qu'elle avait des envies d'uriner, et qu'en allant sur le bassin à qnatre reprises, elle urinait du pus. Jamais il ne s'est écoulé du pus par le vagin. Le jour suivant, les urines furent pures. A partir de ce moment, la malade peut faire quelques pas, et elle allait mieux.

A la fin du mois de janvier, la tumeur de l'abdomen qui s'était aplatie, reparut un peu et la peau de la paroi abdominale antérieure commença à devenir douloureuse et rouge.

Le 12 février. Examen à son entrée à l'hôpital. Une fistule existe à la paroi abdominale. Un stylet est introduit dans cette fistule et entre profondément. Un doigt introduit dans le vagin, perçoit bien la tumeur antérieure à l'utérus. La malade rapporte qu'en urinant, elle a rendu 150 grammes de pus par la vessie. La tumeur n'est pas dans la paroi abdominale, elle est très-rapprochée du pubis. M. Alph. Guérin en fait une adéno-lymphite, point de départ du phlegmon du tissu cellulaire.

Le 14. Un suintement de nature séreuse se produit par l'orifice fistuleux de la paroi abdominale. Cet orifice s'ouvre à la paroi abdominale, près de la ligne médiane, à environ 1 centimètre du côté droit, et à égale distance du pubis et de l'ombilic.

L'abcès qui s'était ouvert et évacué par la vessie, s'était vidé un mois avant que l'ouverture de la paroi abdominale ait eu lieu.

A la palpation, on reconnaît que la tumeur vient auprès du pubis, mais n'y est pas collée, la suppuration du tissu cellulaire s'étant faite autour du ganglion et l'ayant isolé. Un stylet introduit dans la fistule abdominale pénètre à six ou sept centimètres. On sent parfaitement qu'il traverse des tissus situés en dedans de la paroi abdominale.

Le 15. On introduira ce soir dans la fistule une tige de laminaria.

Le 16. La tige de laminaria a agrandi la fistule. On peut introduire un doigt jusqu'à deux centimètres, mais plus loin l'orifice n'est point suffisamment large pour le laisser pénétrer. On sent une tumeur se prolongeant vers la fosse iliaque ganche.

Le 17. On ne trouve plus par le toucher vaginal, la tumeur sur le côté droit vers le ligament de Fallope, et qui se plongeait vers le canal crural ; mais par le palper abdominal, on sent encore la trace de cette tumeur. Elle n'est plus située qu'en avant de l'utérus. La nuit dernière, il s'est écoulé une quantité considérable de pus, par l'orifice de la paroi abdominale. Il ne reste plus que la suppuration du tissu cellulaire et l'adénite a disparu.

Le 18. On conseille à la malade de se coucher sur le ventre, afin de favoiser l'écoulement du pus.

Le 23. La tumeur située en avant de l'utérus, se vide bien. Au voisinage de l'anneau crural gauche, on sent bien, il est vrai, encore quelque chose, mais ce n'est plus net.

Le 26 au soir. La malade a un grand frisson, avec accès de fièvre dans la soirée. T. 40°, p. 124.

Le frisson a été très-intense avec claquements de dents.

Le 27 au matin. T. 38,5, p. 82. Le pus de la fistule se tarit, et devien séreux. Prescription : sulfate de quinine, 0,75 centigrammes.

Le 27, soir. T. 38,2, pas de frisson, pouls 38.

Le 28, matin. T. 37,5, p. 80.

Le 28, soir. T. 37,3, p. 84.

Le 29, matin. T. 37,8, p. 116. Le pus est encore très-séreux, la malade a eu quelques coliques cette nuit. On continue le sulfate de quinine, 2 grammes.

Le 29, soir. T. 40, p. 114.

Le 1er mars. T. 39,8, p. 118. La malade a un peu dormi la nuit ; sulfate de quinine, 1 gramme ; elle a quelques tintements d'oreille. Le soir, T. 39,6 p. 118.

Le 2. T. 38,9, abaissement notable, p. 106. Le soir, la malade éprouve de la chaleur, de la céphalalgie, elle n'a pas eu de frissons. Eau de Sedlitz. T. 38, p. 100.

Les jours suivants, la température a suivi une courbe descendante.

Le 3. T. 37,6 le matin, p. 92. Le soir, t. 37,9, p. 84.

Le 4. T. 37,9, p. 80. Le pouls a continué nettement sa ligne de descente vers la normale.

Le 5, matin. T. 37,2, p. 80.

Le 13. Il n'y a plus de fièvre. M. Alph. Guérin voit dans ce fait un cas d'infection purulente, guérie par le sulfate de quinine, mais la malade a considérablement maigri.

Le 14. Cette femme sort de l'hôpital, malgré les conseils contraires, pour aller achever sa guérison dans le département du Pas-de-Calais.

A la sortie de la malade, l'ouverture de la paroi abdominale n'est pas fermée ; il coule un peu de pus, mais la quantité est faible. On sent une induration profonde, allant de l'ouverture de la fistule au pubis. Il n'y a plus de diarrhée et l'appétit est grand.

Dans le mois de décembre de cette même année, la malade est revenue à la consultation de l'Hôtel-Dieu, elle était complètement guérie.

Obs. VIII.— Déchirure du col après l'accouchement. Adéno-lymphite.

M... (Laurence), âgée de 24 ans, ménagère, est entrée le 18 février 1876, salle St-Maurice, lit n° 24.

Pendant son enfance jusqu'à l'âge de 15 ans, elle fut d'une très-bonne santé.

Les règles parurent à l'âge de 15 ans. A 24 ans, elle eut son troisième enfant, au mois de décembre 1875. Jusqu'au milieu du dernier mois, tout était bien; mais quinze jours avant d'accoucher, elle eut une grande frayeur. Le lendemain, elle perdait du sang en petite quantité avec mucosités.

L'accouchement arrivé à terme fut difficile. Il y avait enroulement du cordon autour du cou de l'enfant; l'enfant a survécu.

Dès le lendemain, la malade se leva pour faire quelques pas dans sa chambre; les jours suivants, elle continua à se lever, et le sixième jour resta longtemps debout.

Bientôt elle sentit des douleurs gravatives dans le bas-ventre d'abord à droite, puis bientôt du côté gauche. Jusqu'au 20 janvier elle resta dans cet état; elle sevra son enfant à un mois.

Depuis le commencement de février, les douleurs sont devenues beaucoup plus vives dans le bas-ventre; elle appliqua des cataplasmes laudanisés sur le ventre. Entrée, le 18 à l'Hôtel-Dieu. Elle n'a pas eu son retour de couches; il y a un mois que l'enfant est sevré.

Toucher vaginal, et examen au spéculum. A gauche du col est une déchirure profonde, allant jusqu'à l'insertion du vagin. Le col est rouge, granuleux, il secrète des mucosités. Il y a de la douleur et de l'empâtement dans le cul-de-sac gauche. Par le toucher rectal, empâtement plus prononcé à gauche, et un peu au-dessous du ligament large, bride grosse comme le doigt qui va de la ligne médiane vers le côté gauche. Il y a un état de métrite du col qui suffirait à lui seul à expliquer les douleurs de la malade, mais les annexes de l'utérus sont aussi affectés, et M. Alph. Guérin pense à une inflammation des lymphatiques allant derrière le ligament large.

Prescription : Un bain tous les jours. 10 grammes d'huile de ricin.

27 février. La malade a des élancements la nuit; même état par le toucher vaginal.

1er mars. Douleur vers l'anneau crural, tuméfaction allant de la corne droite de l'utérus vers l'orifice supérieur du canal crural gauche. La malade va difficilement à la garderobe.

Prescription. Vésicatoire sur l'abdomen.

8. Au toucher vaginal, granulations du col qui est encore gros, mais non uniformément. La tuméfaction décrit un demi-cercle embrassant les lèvres du col du côté gauche.

15. La malade sort, pour aller au Vésinet; au bout d'un mois, elle revient, il n'y avait plus aucune douleur au niveau du canal crural, et l'empâtement du cul-de-sac gauche avait disparu.

— 57 —

OBS. IX. (Hôtel-Dieu, salle St-Maurice, lit n° 6.) — Déchirure du col à
droite. Tumeur que l'on rapporte à un kyste de l'ovaire commençant.

Landemaine, âgée de de 20 ans, domestique, entre à l'hôpital, le 15 mars
1876. Elle est accouchée le 19 février de la même année. Elle se plaint de
douleurs à l'hypogastre et dans les reins.

Le 20 février. Toucher vaginal. Le col a été déchiré sur la commissure
droite, et sur la lèvre postérieure de cette commissure, il existe une ou deux
granulations du volume d'un grain de chènevis. Par la palpation abdominale, on rencontre une tumeur dans la fosse iliaque droite, se prolongeant
vers le canal crural. Elle n'est pas dans la direction du ligament large ; elle
vient aussi le long de l'arcade crurale. Traitement : vésicatoire.

5 mai. Il reste un peu de prolapsus vaginal, l'adéno-lymphite a disparu.
Douches froides.

8. Tumeur du volume d'un œuf que la palpation révèle au-dessus de la
région de l'ovaire. La malade n'a pas de signes de pelvipéritonite.

29. Cette tumeur persiste. On pourrait penser à un kyste de l'ovaire
commençant. La malade sort de l'hôpital.

OBS. X. (Hôtel-Dieu, lit n° 16, salle St-Maurice.) — Accouchement, il y a
7 mois. Adéno-lymphite à droite. Lymphangite tronculaire à gauche.
Résolution.

Le 5 mai 1876, est entrée la nommée Galv..., etc., 19 ans, domestique.
Elle est accouchée, il y a sept mois. C'est son premier accouchement. Il
s'est fait sans l'emploi de forceps ; mais les douleurs ont duré très-long-
temps, de 18 à 20 heures. Elle est restée trois semaines au lit après ses
couches, et ne s'est jamais complètement rétablie. Elle se plaint d'une douleur vive dans le ventre, et cette douleur a son maximum à la pression au
pli de l'aine gauche. Elle ne peut marcher, ni vaquer à ses occupations.

Le 6. Au toucher vaginal, on trouve l'utérus abaissé. Il est en rétroflexion, et sur sa face normalement postérieure se trouve une arête transversale.

Cette saillie s'étend en augmentant, latéralement jusque vers le ligamen
large gauche. Seraient-ce des vaisseaux lymphatiques qui formeraient cette
trainée dure, sur la face postérieure de l'utérus. Cette tumeur vient au voisinage de l'anneau crural derrière l'arcade de Fallope. A ce point, il existe
une légère tuméfaction et une douleur très-vive à la pression. 30 gramm
d'huile de ricin.

10. Dans le cul-de-sac latéral droit, il existe une tumeur mal limitée,

qui donne la sensation d'une pelvipéritonite. A gauche, l'adéno-lymphite n'est plus douteuse. Prescription : vésicatoire sur la partie inférieure de l'abdomen.

20°. La douleur au niveau du pli de l'aine a sensiblement diminué.

Au toucher, la corde que l'on trouvait à disparu. Il a suffi, pour cela, de l'application d'un unique vésicatoire. L'inflammation a également diminué du côté droit, et au lieu de la tumeur diffuse que l'on y rencontrait, il existe un ganglion du volume d'une petit noix, déprimant le cul-de-sac latéral droit, et se dirigeant vers le trou obturateur droit. Le toucher y détermine une sensibilité douloureuse vive.

Cinq ou six jours après cette exploration, la malade qui est très-soulagée demande à sortir de l'hôpital.

Obs. XI. (Salle St-Maurice, lit n° 6, Hôtel-Dieu.) — Tentative d'avortement au deuxième mois de la grossesse. Adéno-lymphite péri-utérine gauche, ayant pu simuler au phlegmon du ligament large. Utérus en rétroflexion. Il n'est pas sûr que l'avortement ait eu lieu.

Le 13 mai 1876, est entrée la femme Bocq..., 31 ans, lingère, mariée à 21 ans ; a eu deux grossesses. Il y a quelques jours se croyant enceinte, elle s'est appliquée des sangsues aux cuisses.

Le 10 mai, la malade a rendu de petits caillots comme si une fausse couche s'était produite.

Le 14 mars, à son entrée, le ventre est très-douloureux, en palpant, on augmentait les douleurs.

Toucher vaginal. Le cul-de-sac postérieur est occupé par une tuméfaction qui va du côté gauche. La partie libre du cul-de-sac gauche est toute occupée par cette tumeur qui a le volume d'un gros œuf de poule.

La tumeur se dirige aussi vers l'anneau crural, mais elle semble moins y tenir que dans les cas d'adéno-lymphite ordinaire. Par le toucher rectal, tumeur énorme, on a pu songer un moment à un phlegmon du ligament large, mais on reconnaît que la tumeur glisse facilement, il n'y a pas apparence qu'elle s'ouvre de ce côté.

La température est de 38,6, le pouls de 92. Prescription : large vésicatoire appliqué surtout sur le côté gauche du ventre.

Jusqu'au 17 mars, la température varie de 37°9 à 38°6, avec une légère rémission le matin. Le pouls ne dépasse pas 92 pulsations.

Le 20 mars. Il y a un point fluctuant sur le cul-de-sac postérieur un peu à gauche.

La malade a été hier deux fois à la garde-robe. Le col est à peine à 2 centimètres de la vulve. Le premier vésicatoire est sec. Cataplasmes sur le ventre.

Le 21. Matin, t. 37,8, p. 84. Le soir, 38,8 ; p. 100.

Le 22. T. 37,8, p. 80. Application d'un deuxième vésicatoire.

Le 23. T. 37,6, p. 88.

Le 24. Le toucher vaginal dénote que la tumeur s'étend plus à droite, l'œdeme vaginal qui masquait ayant disparu. A la partie postérieure on sent bien qu'il existe un intervalle entre cette tumeur et le plan de l'utérus. t. 37,7, p. 88.

26. La tumeur qui était dans le cul-de-sac gauche et qui était fluctuante ne l'est plus. M. Alph. Guérin fait remarquer la prompte disparition de la tumeur.

Le 3 avril. La tumeur que l'on avait senti en arrière, c'est l'utérus en rétroflexion ; on s'en rend compte aujourd'hui que l'inflammation périphérique a disparu.

La malade sort le 10 avril ; il n'est pas bien sûr que la fausse couche, se soit produite.

Obs. XII. — Métrite aiguë. Adéno-lymphite péri-utérine ayant simulé au début un phlegmon du ligament large. Suppuration. Guérison.

M... Suzanne, 33 ans, couturière, entre à l'Hôtel-Dieu, le 19 mai 1876, salle Saint-Maurice, lit n° 1.

Elle a eu il y a onze ans, un enfant qui est mort, et à la suite des phénomènes de péritonite qui l'ont tenue au lit plusieurs mois.

Depuis quinze jours elle perd du sang en quantité, se plaint de douleurs dans le bas-ventre.

Examen le 21 mai. Au toucher vaginal, le col est porté à gauche, il a un volume considérable et ses deux lèvres sont épaissies. Il est déchiré à droite. Le toucher vaginal est douloureux. En portant le doigt dans le cul-de-sac postérieur, on trouve le corps de l'utérus qui est en rétroflexion ; on croit avoir affaire à une métrite.

Le 22. Tumeur considérable occupant la région du ligament large du côté droit, et qu'on sent par le palper de l'abdomen. La direction de cette tumeur est à peu près transversale ; mais elle vient aussi du côté de l'anneau crural. Par le toucher vaginal, on trouve le cul-de-sac latéral droit un peu effacé, il s'y trouve un plastron qu'on pourrait prendre pour un phlegmon du ligament large ; mais le cul de sac est élargi,

On sent encore mieux la tumeur quand on touche par le vagin, en même temps que l'on palpe l'abdomen. Serait-ce un phlegmon péri-ganglionnaire ? Or, la tumeur est appliquée contre le pubis, comme dans les antres cas d'adénite.

Prescriptions : vésicatoire sur la région iléo-inguinale droite.

Le 24 mai. La perte de sang a cessé ; le vésicatoire n'a pas amené une grande amélioration.

Le 29. La tumeur située en arrière de l'utérus, avait fait croire à un utérus en rétroflexion ; or, on s'aperçoit aujourd'hui que ce n'est que l'extension de l'inflammation lymphatique.

Prescription : nouveau vésicatoire :

Le 4 juin. On sent dans le cul-de-sac latéral droit, une tumeur nettement fluctuante. Au reste, le matin même, la malade a perdu du pus par le vagin et ses linges sont tachés.

Le 29. Cul-de-sac libre, col gros. La malade sort de l'hôpital. La palpation abdominale ne faisait plus reconnaître d'empâtement.

Obs. XIII. — Exulcération du col. Adéno-lymphite péri-utérine gauche. Résolution. (Hôtel-Dieu, service de M. Alph. Guérin, salle Saint-Maurice, lit n° 9).

Le 30 octobre 1876, est entrée la nommée Charpignon, âgée de 29 ans, passementière. Elle a eu quatre enfants qui sont vivants. Son dernier accouchement a eu lieu il y a quatre mois ; depuis son accouchement, elle éprouve dans le ventre des douleurs sourdes. Ce sont ces douleurs qui l'ont déterminée à entrer à l'hôpital. Elle se plaint de douleurs de rein ; pas de constipation.

Au toucher vaginal : Dans le cul-de-sac latéral gauche, à sa jonction avec le cul-de-sac antérieur, on sent une petite tumeur de la grosseur d'une noisette, mobile, distante du pubis de deux centimètres environ et se prolongeant par un cordon vers le tiers supérieur du détroit supérieur..

Au spéculum : Col volumineux, exulcéré, il y a un peu de mucus qui sort du col de l'utérus. Le vagin est rouge.

Prescription. — Un bain tous les jours ; cataplasme sur le côté gauche.

Le 12 novembre. Dans le cul-de-sac latéral gauche, il reste encore quelque chose, mais le tissu cellulaire n'est pas pris. La forme de la tumeur est tout à fait irrégulière. Le diagnostic serait plus difficile, si on examinait la malade pour la première fois.

Aujourd'hui on trouve la tumeur diminuée, elle est à trois centimètres du pubis et est plus fixe.

Le 20. A gauche, on trouve toujours un petit corps à un centimètre de l'utérus.

Le 27. Le noyau qui reste aujourd'hui est encore plus petit. Quelques jours après, la malade sort de l'hôpital.

Obs. XIV (Hôtel-Dieu, salle Saint-Maurice, lit n° 34). — Métrite. Adéno-
lymphite double.

Le 2 novembre 1876, est entrée la nommée Richel, âgée de 22 ans, lingère.
Elle a été réglée à 14 ans, et ses époques ont toujours eu lieu régulièrement.
Elle a été soignée l'année dernière dans le service de M. Béhier. Elle a ac-
couché le 24 juin 1876 d'un enfant qui est bien portant. Depuis son accouchement, elle est restée maladive. Elle souffrait de douleurs dans le ventre
et à l'Hôpital Temporaire, où elle a séjourné, on lui a appliqué des cataplasmes et des vésicatoires sur l'hypogastre.

Le 6 septembre. Elle est sortie guérie de l'Hôpital Temporaire. Elle a repris son travail depuis quinze jours, lorsque les douleurs à l'hypogastre ont
recommencé.

Elle entre le 2 novembre, salle Saint-Maurice. Comme antécédents, ses
règles viennent très-abondantes tous les mois. Dans l'intervalle, il y a des
pertes blanches.

Toucher vaginal : On trouve dans le cul-de-sac latéral droit, une petite
tumeur du volume d'une noix, se prolongeant en arrière du col, et du côté
gauche une tumeur sensiblement identique, mais en avant.

Prescription. — Vésicatoire.

Le 7 novembre. La douleur a diminué.

Le 13. Il n'y a plus rien du côté droit. Du côté gauche, l'inflammation
persiste, et on croirait à l'inflammation du ligament rond.

Le 23. L'examen au spéculum est possible, il y a des granulations sur la
lèvre antérieure. L'utérus est fixé. Persistance de l'adéno-lymphite à gauche.
Anémie de la malade.

Le 4 décembre. Au toucher, col gros. Au spéculum, on trouve deux re-
liefs sur le col, l'un sur la lèvre antérieure est plus marqué à droite, l'autre
sur la lèvre postérieure, comme dans une métrite membraneuse.

Il reste encore un peu d'inflammation lymphatique à gauche.

La malade sort à peu près guérie, le 18 décembre 1876.

Obs. XV. (Hôtel-Dieu, salle St-Maurice). — Adéno-lymphite gauche.

Le 26 janvier 1877, est entrée une nommée Sarault, âgée de 24 ans,
blanchisseuse, d'un tempérament lymphatique. Elle a été réglée à 17 ans,
elle a des pertes blanches.

Elle est accouchée le 22 décembre dernier d'une petite fille. C'était son
premier accouchement. Trois semaines après son accouchement, elle a commencé à souffrir dans l'aine gauche et cette douleur s'irradiait à la partie

antérieure de la cuisse du même côté. C'est uniquement la douleur qui la détermine à entrer à l'hôpital.

Le 27 janvier. Dans les deux fosses iliaques, à la pression, pas de sensibilité vive ; mais au niveau de l'aine gauche, dans un point correspondant au canal crural, là où la douleur spontanée se fait le plus sentir, la pression détermine une sensibilité exagérée. La main reconnaît un empâtement, en comparant avec l'aine du côté opposé.

Par le toucher vaginal, on trouve le col de l'utérus en antéversion. Le cul-de-sac latéral gauche est effacé, rempli par une tumeur du volume d'un œuf de pigeon, mais dans le grand axe, au lieu d'être transversal, est dirigé longitudinalement un peu dans la direction du ligament rond. Cette tumeur est comprise entre deux doigts, lorsque l'on combine le palper abdominal avec le toucher vaginal. On a affaire à une adénite.

L'exploration dans le cul-de-sac gauche est très-pénible pour la malade. Traitement, purgatif, vésicatoire au-dessus du pli de l'aine.

Le 28. Toucher vaginal pratiqué malgré le vésicatoire. Diminution de la douleur locale et modification de la consistance qui est plus molle.

Les jours suivants, la température est de 38o6 à 38°9 le matin, et le soir la température monte jusqu'à 39°6. Le pouls donne 104 pulsations.

Le 2 février. Constipation opiniâtre, une bouteille d'eau de Sedlitz. La malade est tombée dans une anémie profonde. La face et pâle, décolorée et amaigrie. La malade a perdu ses forces et son appétit. Les sommets du poumon auscultés ne présentent rien d'anormal. Il existe un bruit de souffle anémique à la pointe du cœur.

Le 6. On pratique le toucher vaginal ; la tumeur persiste du côté gauche, mais est à peu près indolore ; sa consistance à un peu diminué, elle est plus molle.

Le 7. La fièvre est tombée, mais les forces ne reviennent pas. Prescriptions, v. qq, vin de Bagnols.

Le 9. Au toucher vaginal. Diminution notable du volume de l'adénolymphite. Par la palpation abdominale, la main ne retrouve plus l'empâtement que l'on sentait dans la région inguinale.

Le 13. Conjonctivite de l'œil gauche.

Le 22. La malade est encore dans le service, mais en voie de guérison.

OBS. XVI. — (Hôpital temporaire, service de M. Grancher, lit n° 11, salle Saint-Julien). — Métrite du col avec granulation. Cautérisation au nitrate d'argent. Adéno-lymphite du côté gauche. Résolution (observation prise grâce à l'obligeance de mon collègue M. Faisans).

Le 29 octobre 1876, est entrée une nommée Lément, âgée de 26 ans, cuisinière, d'un tempérament assez robuste.

Réglée à 13 ans, elle a toujours eu ses époques avec régularité. Depuis un an, elle se plaint de leucorrhée, de pertes blanches abondantes. Elle a eu, il y a trois ans, un enfant qui est vivant et n'a jamais eu de fausse couche. Elle entre à l'hôpital pour quelques douleurs du ventre, et parce qu'elle a des règles plus abondantes que d'habitude. Ces pertes de sang abondantes ont déjà duré dix jours. La perte est séro-sanguinolente, absolument liquide, pas de caillots.

Ce qui l'a déterminée encore à entrer à l'hôpital, c'est la présence dans les selles de proglottis de tœnia.

A son entrée, on lui administre 20 grammes de kousso. Le tœnia a été rendu ;

Le 2 janvier, la malade souffre en urinant ; douleurs vives dans les reins, et surtout au niveau de l'aine gauche et du canal crural. Cette douleur augmente lorsque la malade fait des mouvements. Empâtements au niveau du canal crural perceptible par la palpation.

Au toucher, col gros, exulcéré avec quelques granulations sur la lèvre antérieure et du côté gauche. Les pertes de sang ont cessé.

Dans le cul-de-sac gauche, douleur très-vive lorsqu'on appuie dans ce point. Empâtement dans ce cul-de-sac qui est plus bas que celui du côté opposé. Le doigt y sent une tumeur du volume d'une petite noix, très-isolée et mobile.

Au spéculum, col exulcéré, pas de blennorrhagie. Cautérisation au nitrate d'argent.

Le 12. La douleur hypogastrique est moindre, au lieu d'un ganglion isolé et mobile, il n'existe aujourd'hui qu'un empâtement aplati à gauche. La malade éprouve une forte douleur au pli de l'aine gauche, lorsqu'on appuie avec une main et qu'on resserre l'engorgement ganglionnaire, entre la main appliquée sur le doigt, et l'index de l'autre main pratiquant le toucher dans le cul-de-sac vaginal.

L'empâtement se continue directement avec le canal crural; constipation ; bols fécaux dans le rectum ; un bain.

Le 22. Le toucher ne révèle plus rien dans les culs-de-sac, un peu plus de résistance à gauche. Il ne reste plus de saillie appréciable dans la région ilio-inguinale. La malade n'accuse qu'un peu de sensibilité, lorsqu'elle se lève.

Obs. XVII. — (Adéno-lymphite péri-utérine double; utérus en rétroflexion; rétraction et effacement des culs-de-sac, salle Saint-Maurice, lit n° 11.

Graland, âgée de 28 ans, domestique, est entrée à l'hôpital le 19 avril 1876.

Elle a eu ses règles le 23 mars. Elle souffre dans le ventre depuis cinq semaines. Un médecin lui a déjà fait appliquer trois vésicatoires sur l'abdomen. La veille, elle a eu envie de vomir, les douleurs s'irradient dans l'aine et elle est obligée de garder le lit.

A son entrée, en combinant le toucher vaginal et la palpation, on trouve dans le cul-de-sac droit, une tumeur remontant à 2 centimètres et demi environ au-dessus du pubis. Elle paraît en partant de l'utérus décrire une courbe à convexité inférieure et externe, pour venir au bord interne du psoas vers le détroit supérieur. Les parois du ventre sont excessivement souples, en sorte qu'on trouve par la palpation, au-dessus du ligament de Fallope, la saillie que forme cette tumeur, comme si on l'avait sur une table.

Dans le cul-de-sac latéral gauche, il existe une autre tumeur qui se dirige vers le trou sous-pubien, et semble formé par un soulèvement du péritoine au moyen d'un pli sous-séreux. C'est une lame épaisse, plane lorsqu'on la touche de champ et offrant à son milieu une saillie. M. Alph. Guérin se demande si dans le cas ci-dessus on n'a pas affaire à des lymphatiques dont les uns se dirigent en haut et en avant, et les autres en arrière et qui sont modifiés par l'inflammation.

Il n'y a en effet aucun des signes de la pelvi-péritonite. On ne saurait hésiter qu'entre un phlegmon du ligament large et une adéno-lymphite. Or, ces deux tumeurs ne peuvent être dérangées ; si elles étaient dans le ligament large, leur bord supérieur devrait être mobile. Prescriptions, 30 grammes d'huile de ricin. Vésicatoire sur l'hypogastre.

Le 21. La tumeur du côté droit a presque disparu, et du côté gauche son volume a diminué, elle n'est pas fluctuante. La tumeur qui est fusiforme est encore grosse au milieu, comme une petite noix. Un seul vésicatoire a été appliqué. La malade a eu ces derniers jours des selles diarrhéiques que l'on n'a pas examinées, si bien que l'on ne peut pas dire si la tumeur du côté droit ne s'est pas évacué par le rectum avec les garde-robes.

Le 5 mai, à droite, il n'y a plus rien à gauche, la tumeur qui persiste est presque de champ, très-éloignée du crural et le plan de l'utérus se continue un peu du côté gauche. Le col de l'utérus est porté à droite et en avant. L'utérus est en rétroflexion.

Le 10. La tumeur correspond du côté gauche à l'échancrure sciatique. Elle est située au-dessous du corps de l'utérus, lorsque la malade est couchée. Constipation. La malade souffre quand elle va à la selle. Prescriptions, 30 grammes d'huile de ricin.

Le 15. M. Alph. Guérin en pratiquant le toucher vaginal constate une diminution dans la tumeur située du côté gauche. C'est bien un ganglion enflammé que l'on sent sous le doigt. Le corps de l'utérus est petit, le col assez gros.

Le 17. La constipation n'a pas cessé, et la palpation de la fosse iliaque du du côté gauche dessine l'S iliaque rempli de matières fécales.

Le 13. Le cul-de-sac vaginal droit est effacé. Il existe des adhérences qu fixent l'utérus de ce côté, probablement à cause de la rétraction. Du côté gauche, le cul-de-sac est large, il n'y a plus de ganglion.

Le 26. La malade va sortir de l'hôpital. M. Alphonse Guérin, fait remarquer qu'à gauche, en combinant le palper abdominal avec le toucher vaginal, on sent l'ovaire qui forme une petite saillie mobile.

CONCLUSIONS.

L'adéno-lymphite péri-utérine commune a son siége d'élection dans les ganglions situés au niveau du trou obturateur.

Elle se caractérise :

1° Par une douleur au niveau du canal crural.

2° Par une tumeur immobile collée au pubis, se dirigeant vers l'anneau crural, et cédant rapidement sous l'influence des révulsifs.

3° Cette tumeur remonte au-dessus du pli de l'aine, contre la paroi abdominale antérieure, par suite du décollement facile du feuillet pariétal du péritoine ; circonstance que le phlegmon ordinaire du ligament large permettrait difficilement de comprendre.

4° Dans l'adéno-lymphite, le ventre conserve sa souplesse ; le péritoine n'étant que très-légèrement atteint, il y a peu de phénomènes sympathiques.

5° Elle reconnait pour cause les inflammations de l'utérus, du vagin (blennorrhagie), l'application de sangsues sur le col, les déchirures du col après l'accouchement.

Paris. — A. PARENT, imprimeur de la Faculté de Médecine, rue M.-le-Prince, 29-31.

9 782019 293741